《老年人能力评估规范》标准解读和评估指南

民政部社会福利中心　编

中国社会出版社

国家一级出版社·全国百佳图书出版单位

编 委 会

主 编

甄炳亮 谢 红 雷 洋

副主编

赵元萍 朱 丹 陈 曦

编 委

（排名不分先后）

易 婕 杨爱萍 芮国兴

杨茹侠 丁 睿 朱明明

刘 渝 王 弦 曹凤莲

李 乐 李星震 高 军

赖敏贞 郑巧英 张小霞

前　言

近年来，随着我国老年人口的快速增长，老龄化程度不断加深。截至2022年底，我国60岁及以上人口达到2.8亿，占全国总人口的19.8%。预计"十四五"时期，60岁及以上老年人口总量将突破3亿，占比将超过20%。有效应对人口老龄化，加快培养壮大养老服务人才队伍，事关国家发展全局，事关亿万百姓福祉，事关社会和谐稳定，对全面建设社会主义现代化国家具有重要意义。党中央、国务院高度重视养老服务工作，先后出台多项文件对老年人能力评估工作作出系列部署。2019年3月，《国务院办公厅关于推进养老服务发展的意见》提出，要完善全国统一的老年人能力评估标准，通过政府购买服务等方式，统一开展老年人能力综合评估，考虑失能、失智、残疾等状况，评估结果作为领取老年人补贴、接受基本养老服务的依据。《国家基本公共服务标准（2021年版）》要求，为65岁及以上的老年人提供能力综合评估，做好老年人能力综合评估与健康状况评估的衔接。《中共中央 国务院关于加强新时代老龄工作的意见》提出，2022年底前，建立老年人能力综合评估制度，评估结果在全国范围内实现跨部门互认。《"十四五"国家老龄事业发展和养老服务体系规划》提出，要加强人才队伍建设，完善人才激励政策、拓宽人才培养途径，扩大养老服务技术技能人才培训。要建立老年人能力综合评估制度，统筹现有的老年人能力、健康、残疾、照护等相关评估制度。2023年5月，中共中央办公厅、国务院办公厅印发《关于推进基本养老服务体系建设的意见》，提出建立老年人状况统计调查和发布制度，开展老年人能力综合评估，制定完善全国统一的评估标准，推动评估结果全国范围互认、各部门按需使用。

《老年人能力评估规范》（GB/T 42195—2022）（以下简称国家标准）于2022年12月30日正式发布实施。该国家标准的制定发布，意味着老年人能力评估领域的标准层级由行业标准上升为国家标准，将为科学划分老年人能力等级，推进基本养老服务体系建设，优化养老服务供给，规范养老服务机构运营等提供基本依据，也为全国养老服务等相关行业提供了更加科学、统一、权威的评估工具。在此背景下，受民政部养老服务司委托，民政部社会福利中心组织标准核心编写人员、一线养老服务实务工作者和专业技术人员、职业院校教师等相关领域专家严格依据国家标准内容开发编写本教材。本书是基于国家标准发布后的首套教材，也是民政部组织开展老年人能力评估培训的权威教材。上编为国家标准解读，详细说明国家标准编制背景意义、制定过程，并对国家标准实施、评估结果推广应用等提出要求；下编为评估指南，详细说明评估指标和操作要领，以及评估工具功能介绍。本教材实用性强、特色鲜明，内容贴合老年人能力评估工作实际需要，有利于推动地方各级民政部门、全国养老服务系统、评估机构和人员全面准确掌握国家标准内容和评估要求，更好地开展老年人能力评估实务工作。

本教材得到了北京大学护理学院、南京市建邺区社会福利院、江苏经贸职业技术学院、华邦美好家园养老集团有限公司等单位专家学者、教师和实务工作者的大力支持和帮助，在此一并表示感谢。

因编者能力水平有限，编写时间紧，教材还存在不足之处，恳请广大读者批评指正。

目　录

上编　国家标准解读

下编 评估指南

上编　国家标准解读

第一章　编制背景

随着我国人口老龄化程度的持续加深,高龄、失能、失智、独居和空巢老年人数量不断增加,老年人在养老、医疗、照护、福利等方面的需求持续增长。通过老年人能力评估,可以科学准确地了解老年人生理、心理和社会生活等方面的状况,为老年人提供更为精准的服务和照护,满足不同能力等级老年人的养老需求,提高老年人的生活质量和幸福感。

党和国家高度重视养老服务工作,对老年人能力评估工作作出了系列部署。2019 年 3 月,《国务院办公厅关于推进养老服务发展的意见》提出,要完善全国统一的老年人能力评估标准,通过政府购买服务等方式,统一开展老年人能力综合评估,考虑失能、失智、残疾等状况,评估结果作为领取老年人补贴、接受基本养老服务的依据。《国家基本公共服务标准(2021 年版)》要求为 65 岁及以上的老年人提供能力综合评估,做好老年人能力综合评估与健康状况评估的衔接。《中共中央 国务院关于加强新时代老龄工作的意见》提出,2022 年底前,建立老年人能力综合评估制度,评估结果在全国范围内实现跨部门互认。《"十四五"国家老龄事业发展和养老服务体系规划》提出,要建立老年人能力综合评估制度。统筹现有的老年人能力、健康、残疾、照护等相关评估制度,通过政府购买服务等方式,统一开展老年人能力综合评估,推动评估结果全国范围内互认、各部门按需使用,作为老年人接受养老服务的依据。研究制定可满足老年人能力综合评估需要的国家标准,提供统一、规范和可操作的评估工具。推动培育一批综合评估机构,加强能力建设和规范管理。2023 年 5 月,中共中央办公厅、国务院办公厅印发《关于推进基本养老服务体系建设的意见》,提出建立老年人状况统计调查和发布制度,开展老年人能力综合评估,制定完善全国统一的评估标准,推动评估结果全国范围互认、各部门按需使用。

第一节　我国老年人能力评估相关政策标准

一、老年人能力评估的基本概念

老年人能力也称为老年人的功能状态，是指老年人个体从事日常活动的能力。老年人能力评估是由专业人员依据相关标准，对老年人个体的自理能力、基础运动能力、精神状态、感知觉与社会参与等情况进行分析和判断工作。通俗来说，老年人能力评估类似健康体检，健康体检主要检查内容是人的健康或疾病状况，而老年人能力评估的主要内容是老年人独立生活的能力状况，这些能力包括老年人穿衣吃饭洗澡等自理能力、行走上下楼等基础运动能力、精神状态、感知觉与社会参与等能力。通过老年人能力评估判断一个老年人生活能否自理、需不需要人照顾以及在哪些方面进行照顾等情况。

对于老年人而言，老年人的能力状态可以看作是评判老年人广义健康的重要标准。由于老年人逐步衰弱与衰老产生的特殊身心状态难以体现在特定工作技能或技术方面，更多体现为日常生活活动能力、心理状态以及社会参与程度等多种因素综合作用的结果。对老年人的能力进行评估不仅可以了解老年人的能力、生存质量，也可以帮助照护者为不同能力等级的老年人提供专业化与个性化的健康与照护服务，提高老年人的生活质量。同时，了解老年人活动能力水平对于老年领域相关主体的研究、服务、发展等都有着关键性和指导性的意义。

二、老年人能力评估相关政策文件

（一）老年人能力评估相关政策文件比较

在国家标准发布之前，我国涉及老年人群体同时兼顾能力分级、分类的标准和政策文件主要有：《老年人能力评估》（MZ/T 039—2013）（以下简称行业标准）、《长期护理失能等级评估标准（试行）》《关于开展老年护理需求评估和规范服务工作的通知》《特困人员认定办法》等。

　　从发布主体层级来看，行业标准和《特困人员认定办法》中生活自理能力评估均由民政部发布，《长期护理失能等级评估标准（试行）》由国家医保局、民政部联合发布，《关于开展老年护理需求评估和规范服务工作的通知》由国家卫生健康委员会、中国银行保险监督管理委员会和国家中医药管理局联合发布。

　　从评估对象和范围来看，行业标准、《关于开展老年护理需求评估和规范服务工作的通知》均面向全体老年人，《长期护理失能等级评估标准（试行）》面向"提出评估申请、符合试点地区医保部门相关规定并通过受理审核的长期护理保险参保人员"，《特困人员认定办法》生活自理能力评估则面向"老年人、残疾人和未成年人"。

　　从评估主体来看，老年人能力评估工作大多由具有专业资格认证的评估机构、企事业单位等进行，老年人护理需求评估则由提供老年护理服务的医院、护理院等医疗机构进行。同时，各项评估标准对评估人员也进行了规定，要求评估人员"具有医学或护理学学历背景，或获得社会工作者资格证书，或获得高级养老护理员资格证书，并经过专门培训获得评估员资格认证"等。

　　从评估指标、打分原则和老年人能力等级划分来看，《特困人员认定办法》规定的生活自理能力评估指标最基础，仅有自主吃饭、自主穿衣、自主上下床、自主如厕、室内自主行走、自主洗澡6项指标，根据项数确定级别。行业标准包括日常生活活动、精神状态、感知觉与沟通、社会参与4个一级指标，22个二级指标。2019年《关于开展老年护理需求评估和规范服务工作的通知》、2021年《长期护理失能等级评估标准（试行）》在行业标准基础上调整了部分指标，通过不同组合方法确定最终等级。

　　从评估结果应用来看，行业标准和《关于开展老年护理需求评估和规范服务工作的通知》均应用于为老年人提供适宜的养老服务、护理服务内容，行业标准还应用于指导养老机构运营及质量监管、相关补贴发放和相关行业或领域标准、政策制定等。《长期护理失能等级评估标准（试行）》评估的结果主要应用于指导长期护理保险制度试点地区医疗保障部门长期护理保险失能等级评估、民政部门老年人护理补贴发放对象资格认定以及养老机构老年人入住评估。特困人员的认定结果主要应用于确定特困人员应当享受的照料护理标准档次。

表 1　不同政策、标准比较

	《老年人能力评估》（MZ/T 039—2013）行业标准	《长期护理失能等级评估标准（试行）》	《关于开展老年护理需求评估和规范服务工作的通知》	《特困人员认定办法》生活自理能力评估
发布主体	民政部	国家医保局 民政部	国家卫生健康委员会 中国银行保险监督管理委员会 国家中医药管理局	民政部
发布年份	2013	2021	2019	2021
评估主体	评估机构应获得民政部门的资格认证或委托，至少应有5名评估员；评估员应具有医学或护理学学历背景，或获得社会工作者资格证书，或获得高级养老护理员资格证书，并经过专门培训获得评估员资格认证	长期护理保险定点评估机构及其评估人员，或其他符合试点地区医保部门相关规定的、具备相应资质的评估机构及评估人员等	原则上，各地提供老年护理服务的医疗机构均可参照评估标准开展相关工作。不具备评估能力的机构，可以按照"就近便利、保证质量"的原则，委托具备合法资质、有评估能力的相关医院、护理院等医疗机构或其他专业机构承担相关评估工作。评估人员应当由上述机构内经过省级护理服务需求评估专业培训，并考核合格的人员（包括医师、护士等医务人员）担任。每次至少由2名评估人员（至少有1名医师）共同完成评估	县级人民政府民政部门，乡镇人民政府（街道办事处）、村（居）民委员会协助，有条件的地方，可以委托第三方机构

	《老年人能力评估》（MZ/T 039—2013）行业标准	《长期护理失能等级评估标准（试行）》	《关于开展老年护理需求评估和规范服务工作的通知》	《特困人员认定办法》生活自理能力评估
评估对象	需要接受养老服务的老年人	提出评估申请、符合试点地区医保部门相关规定并通过受理审核的长期护理保险参保人员	需要护理服务的60周岁及以上老年人	特困人员
一级指标	一级指标共4个，包括日常生活活动、精神状态、感知觉与沟通、社会参与	一级指标共3个，包括日常生活活动能力（100分）、认知能力（12分）、感知觉与沟通能力（12分）	能力分级一级指标共3个，包括老年人日常生活活动能力（60分）、精神状态与社会参与能力（40分）、感知觉与沟通能力（12分）；另外还有一项老年综合征罹患项数	自主吃饭、自主穿衣、自主上下床、自主如厕、室内自主行走、自主洗澡6项指标
二级指标	二级指标共22个，其中日常生活活动包括10个二级指标，精神状态包括3个二级指标，感知觉与沟通包括4个二级指标，社会参与包括5个二级指标	二级指标共17个。日常生活活动能力包括10个二级指标，认知能力包括4个二级指标，感知觉与沟通能力包括3个二级指标	日常生活活动能力包括15个二级指标，精神状态与社会参与能力包括8个二级指标，感知觉与沟通能力包括4个二级指标。老年综合征罹患项数共12种	
指标打分原则	4个一级指标分别计分，进行分量表的等级划分，再使用综合评价技术，进行总量表的等级划分，根据老年人能力评估结果判定卡，由原来的分量表综合评价技术得出等级	每个一级指标对应0~3级，用矩阵形式组合确定最终等级	根据老年人能力分级和老年综合征罹患项数两个维度评估情况，确定护理需求等级	6项指标全部达到的，可以视为具备生活自理能力；有3项以下（含3项）指标不能达到的，可以视为部分丧失生活自理能力；有4项以上（含4项）指标不能达到的，可以视为完全丧失生活自理能力

	《老年人能力评估》（MZ/T 039—2013）行业标准	《长期护理失能等级评估标准（试行）》	《关于开展老年护理需求评估和规范服务工作的通知》	《特困人员认定办法》生活自理能力评估
等级划分	0级（能力完好）、1级（轻度失能）、2级（中度失能）、3级（重度失能）	0级（基本正常）、1级（轻度失能）、2级（中度失能）、3级（重度失能Ⅰ级）、4级（重度失能Ⅱ级）、5级（重度失能Ⅲ级）	护理0级（能力完好）、护理1级（轻度失能）、护理2级（中度失能）、护理3级（重度失能）、护理4级（极重度失能）	具备生活自理能力、部分丧失生活自理能力、完全丧失生活自理能力
评估结果应用	科学划分老年人能力等级，为老年人提供适宜养老服务	指导长期护理保险制度试点地区医疗保障部门长期护理保险失能等级评估，民政部门老年人护理补贴发放对象资格认定，以及养老机构老年人入住评估	规范提供老年护理服务，医疗机构应根据老年人护理需求评估结果和实际情况，科学提供适宜的护理服务类型和服务内容	确定特困人员应当享受的照料护理标准档次
评估结果有效期	老年人能力评估应为动态评估，在接受养老服务前进行初始评估；接受养老服务后，若无特殊变化，每6个月定期评估一次；出现特殊情况导致能力发生变化时，应进行即时评估		原则上，评估结果有效期为6个月。在评估结果有效期内，如老年人身体、能力、疾病状况发生变化，或者有效期满，医疗机构应当及时进行重新评估	

（二）《老年人能力评估》行业标准配套政策

2013年，民政部发布《老年人能力评估》行业标准，为我国养老服务的科学化、标准化、制度化奠定了基础，标准内容具有较强的可操作性，受到养老服务行业的广泛认可。该行业标准从老年人日常生活活动、精神状态、感知觉与沟通、社会参与4个方面22项对老年人的能力进行综合评估，确定老年人能力初步等级，再结合老年人过往疾病史，近期发生意外事件等因素，确定老年人能力评估最终等级。并且按能力完好程度将老年人能力划分为四个等级，分别为能力完好、轻度失能、中度失能和重度失能。

此外，从国家层面出台了一系列有助于推动行业标准实施的相关政策，夯实了养老服务评估工作的基础。2014年8月，财政部、国家发展改革委、民政部、全国老龄办联合印发《关于做好政府购买养老服务工作的通知》，将老年人能力评估和服务需求评估的组织实施、养老服务评价等作为重点政府购买服务项目。2017年民政部开展养老院服务质量建设专项行动，将老年人能力评估工作作为评价养老机构质量的重要指标，此后出台的推荐性国家标准《养老机构服务质量基本规范》（GB/T 35796—2017）和《养老机构等级划分与评定》（GB/T 37276—2018）也将老年人能力评估工作作为重点要求，积极促进各地老年人能力评估标准的推行与使用。

各地有关部门通过出台省级层面"十四五"养老服务发展规划等文件，明确要建立健全老年人能力评估制度机制，对评估工作的展开提供政策部署。以政策文件形式明确按照《老年人能力评估》行业标准开展评估，评估结果作为养老机构申请护理补贴、老年人享受相关待遇等重要依据，推动行业标准在评估实务工作中的实施应用。

表2 行业标准部分配套政策情况

省份	部分配套政策情况
北京	（1）2017年2月，《北京市民政局、北京市发展和改革委员会、北京市农村工作委员会等关于印发〈北京市特困人员救助供养实施办法〉的通知》指出，参照《老年人能力评估》（MZ/T 039—2013）有关标准，对特困人员生活自理能力进行评估，根据评估结果，确定照料护理档次 （2）2022年8月，《北京市民政局、北京市财政局、北京市人力资源和社会保障局、北京市卫生健康委员会、北京市医疗保障局关于印发〈北京市老年人能力综合评估实施办法（试行）〉的通知》指出，"各区民政局负责组织评估人员的培训工作，包括岗前培训和日常培训。评估培训以民政行业标准、本市政策文件、地方性标准及政府部门参与编辑的评估教材为主要内容"

省份	部分配套政策情况
天津	2017 年 11 月,《天津市民政局　天津市财政局关于调整居家养老服务（护理）补贴发放方式的通知》,明确老年人照料等级评估可参照《老年人能力评估》(MZ/T039—2013) 相关评估标准进行,也可通过政府购买服务方式开展,确保实现"由券变现"的平稳过渡
山西	(1) 2016 年 11 月,《山西省人民政府关于进一步健全完善特困人员救助供养制度的实施意见》提出,各地参照《老年人能力评估》等相关标准对特困人员生活自理能力进行综合评估 (2) 2021 年 4 月,山西省民政厅、山西省财政厅发布《关于进一步落实社区居家养老服务扶持政策的通知》,明确指出"社会力量举办的社区养老服务机构,能够提供嵌入式失能、半失能护理床位的,可享受床位补贴。按照老年人能力评估标准对入住老年人进行能力评估后,以实际收住失能、半失能老年人的数量发放每人每月 300 元、200 元的床位补贴。市县标准高于此标准的,按市县标准执行"
内蒙古	2016 年 9 月,《内蒙古自治区人民政府关于进一步健全特困人员救助供养制度的实施意见》提出,由盟市或旗县（市、区）民政部门委托医疗卫生机构或者其他专业机构参照国际通行标准和《老年人能力评估》(MZ/T039—2013) 等有关标准开展特困人员生活自理能力评估
黑龙江	2020 年 9 月,《黑龙江省特殊困难老年人家庭适老化改造实施方案》明确,特殊困难老年人家庭适老化改造工作的实施对象及条件中包含依据《老年人能力评估》行业标准或其他标准评定的失能、失智老年人家庭以及依据《老年人能力评估》行业标准或其他标准评定的残疾等级为一级、二级的重度残疾老年人家庭
江苏	2022 年 6 月,《江苏省特困人员认定办法》指出,各地可参照民政部《老年人能力评估》有关行业标准,对特困人员生活自理状况 6 项指标进行细化,开展综合评估
湖北	2016 年 6 月,《湖北省民政厅关于印发〈湖北省公办养老机构入住评估管理暂行办法〉的通知》指出,依据民政部《老年人能力评估》(MZ/T039—2013) 对依申请入住公办养老机构的基本养老服务保障对象开展自理能力评估
广东	2016 年 3 月,《广东省民政厅、广东省财政厅、广东省卫生计生委关于开展养老服务评估工作的实施意见》明确,依据民政部《老年人能力评估》(MZ/T039—2013) 标准和方法,对老年人身体状况（能力）等方面进行评估
广西	2016 年 7 月,《广西壮族自治区民政厅关于印发〈广西老年人能力评估管理暂行办法〉的通知》提出,全区县级民政部门应指导乡镇人民政府（街道办事处）建立特困人员生活自理能力评估机制,可按照直观、简便、易操作的原则,参照国际通行标准和《劳动能力鉴定职工工伤与职业病致残等级》(GB/T16180—2014)、《老年人能力评估》(MZ/T039—2013) 等有关标准

续表

省份	部分配套政策情况
四川	2014年7月，《四川省民政厅、四川省商务厅、四川省质量技术监督局、四川省老龄办关于加强全省养老服务标准化工作的实施意见》提出，抓好养老服务标准的贯彻实施，要继续加大已发布标准的宣传贯彻力度，实施好《老年人能力评估》等标准

注：信息来自省级民政部门官网。

第二节　制定国家标准的重要意义

老年人作为一个特殊群体，随着年龄增长，身体机能不断下降，各类疾病逐渐增多，生理、心理等诸多方面的变化使得老年人对养老服务的需求日益增长。老年人能力评估在养老服务中发挥着越来越重要的作用。对于老年人及其家庭来说，能力评估有助于老年人了解自身状况，更加合理地安排晚年生活，更有针对性地选择适宜的专业服务；对养老服务提供方来说，能力评估有助于掌握老年人身体状况整体水平，便于为老年人制订个性化的照护服务方案，提高养老服务的适配性和效率，有效防范服务风险；对于政府有关部门来说，通过开展评估，能推动养老服务供需对接，提高政策措施的精准度，促进养老服务资源的有效配置，加快养老服务体系的协调发展。由于近年来我国养老行业的飞速发展，尤其是医养结合养老服务和社区、居家养老服务的发展，行业标准已经无法满足当前养老服务发展的需要，在新的养老环境和形势下，国家标准的制定出台具有重要意义。

一、积极应对人口老龄化、保障老年人合法权益的重要举措

《中华人民共和国老年人权益保障法》明确提出建立健全养老服务评估制度的要求。2013年9月《民政部关于推进养老服务评估工作的指导意见》明确指出："建立健全养老服务评估制度，是积极应对人口老龄化、深入贯彻落实《中华人民共和国老年人权益保障法》，保障老年人合法权益的重要举措；是推进养老服务体系建设，提升养老服务水平，充分保障经济困难的孤寡、失能、

高龄、失独等老年人服务需求的迫切需要；是合理配置养老服务资源，充分调动和发挥社会力量参与，全面提升养老机构服务质量和运行效率的客观要求。"面对以亿为单位的老龄人口基数，有效解决老年人养老问题的前提是精准把握老年人能力现状，并根据老年人能力等级制定有针对性的多元化、多路径的应对策略，更好地贯彻实施积极应对人口老龄化国家战略。

二、贯彻落实国家政策规划，建立健全养老服务评估制度的基础和依据

国家标准的发布实施，是贯彻落实《中华人民共和国老年人权益保障法》关于建立健全养老服务评估制度、《国家积极应对人口老龄化中长期规划》关于统一开展老年人综合能力评估、《"十四五"国家老龄事业发展和养老服务体系规划》关于建立老年人能力综合评估制度、《关于推进基本养老服务体系建设的意见》建立老年人状况统计调查和发布制度，开展老年人能力综合评估等有关要求的重要举措，为建立全国统一的老年人能力综合评估制度提供了有效支撑，为科学划分老年人能力等级和精准服务提供了更加权威科学的依据；为失能老年人领取护理补贴、入住公办养老机构，养老服务机构领取差异化运营补贴、制订照护服务计划、实施政府购买养老服务项目提供了有效保障；有助于明确服务对象、服务内容、服务标准，健全服务供给、服务保障、服务监管等机制，为基本养老服务清单的完善和基本养老服务体系的构建奠定可靠的服务需求大数据基础，成为实施积极应对人口老龄化国家战略的重要抓手。此外，国家标准还有助于推动评估结果在全国范围内实现跨部门互认，各部门按需使用，进一步优化养老服务资源配置；有助于加强对老年慢性病筛查和老年综合征管理，不断完善老年健康服务体系建设；能够为养老服务的综合监管提供依据，有助于完善兜底性、普惠型、多样化的养老服务体系；能够不断满足老年人日益增长的多层次、高品质健康养老需求，促进养老事业和养老产业高质量发展。

三、精准识别养老服务对象和促进服务有效供给的重要手段

国家标准的发布实施有利于在全国推进基本养老服务体系建设，提供统

一、规范和可操作的评估工具，科学划分老年人能力等级，明确基本养老服务的对象和服务内容，为实现合理化、规范化提供基本养老服务提供支撑；也是养老服务机构建设、养老专业人才培养和政府补贴发放的重要依据。通过老年人能力评估，掌握老年人各方面的需求，有助于优化养老服务供给、合理分配有限的养老资源，科学规划市场供给，充分调动和发挥社会力量参与，全面提升养老机构服务质量和运行效率，制订专业照护服务计划，为老年人提供个性化、差异化的养老服务。

四、规范养老服务机构运营、加强综合监管的重要依据

随着人口老龄化趋势的加剧，养老服务需求的不断增长，养老服务机构的数量和规模不断扩大，但同时也面临着运营不规范、服务质量参差不齐等问题。为了保障老年人的权益，规范养老服务机构的运营，加强综合监管已成为当前的重要任务。民政及有关部门通过能力评估，了解相关服务情况，可以加强对下级民政部门工作情况、养老服务机构规范服务情况进行针对性监督指导。该标准的实施有助于加强养老服务市场综合监管，通过老年人能力评估明确养老服务市场的供需情况，进而为指导建立长效的养老服务监督机制提供支撑，改善养老服务质量，保障老年人权益。

五、为社会资本投入养老服务领域提供需求向导

目前，很多养老机构的建设没有与老年人的需求相匹配，出现"一床难求"和"空床较多"并存的现象。通过开展老年人能力评估，在建立完整、准确的老年人数据库的基础上，有利于引导社会资本基于老年人需求现状，提供更好地满足实际养老服务需求的服务。评估工作有助于以需求为导向，合理配置政府购买养老服务，进行养老服务人才培养和培训，充分利用老年人自身和周围资源，提供针对性服务。评估工作既是摸清老年人能力状况的依据，也是未来养老服务工作提供服务内容、制定收费标准以及制定质量评价的基础。

第二章　国家标准制定的情况说明

第一节　国家标准制定的基本原则

国家标准与行业标准相比，更加注重评估内容的精准性、条目评分的一致性、评估工具的验证性与等级划分的科学性。

一、评估内容的精准性

处于同一年龄阶段的不同个体，其身体的各项机能的衰减速度不尽相同，个体的功能结局也不尽相同。国家标准评估内容设置更加精准。

二、条目评分的一致性

在以往实践中有些地区将失智和失能分开进行探讨，而实际上两者是平行的关系。国家标准将两者作为平行性的指标横向纳入，条目评分保持完整性和一致性。

三、评估工具的验证性

过去的评估工具一般是根据评估主体的认知来将各种现有的评估工具进行组合，形成二代工具。但是，其科学性难以进行工具的信效度验证，综合能力等级也难以通过数据模型验证。国家标准统一采用 Likert 等级评分法，使得评估工具更为科学和实用。

四、等级划分的科学性

使用巴氏指数描述失能状况时，由于评估人员不作为养老服务内容的提供者，因此评估工作存在一定的主观性。国家标准依据具体的功能评价，把主观评价变成精准刻画，通过客观信息组合得分得到评估结果。

第二节 国家标准制定的主要过程

国家标准编写团队主要对当前养老服务行业正在使用的行业标准使用情况及存在问题进行充分调研。听取各方意见和修改建议，并结合当前全国养老服务行业发展现状的总结分析，充分考虑不同发展水平地区的现实状况，梳理不同类型不同模式的养老服务提供机构在老年人能力评估方面的主要做法、成熟经验和对老年人能力进行评估、等级划分方面存在的主要问题。针对政府重点提供服务的优抚、高龄、失能等重点老年人群，以及更关注的社区居家养老服务下对老年人能力等级划分颗粒度更加精细化的需求，制定标准评估工具，形成标准制定草案。

一、前期调研、论证阶段

自 2019 年 1 月起，标准起草组通过资料收集与分析，总结行业标准施行以来全国使用的相关信息以及专家学者先进观点作为借鉴；收集国内外最新的老年人能力相关评估工具及相关研究成果；同时，查询并关注国家相关部委在老年人能力相关评估工作方面的政策导向和工作方案。

2019 年 2—3 月，标准起草组编制了老年人能力评估行业标准使用情况的调查问卷，通过民政系统向全国各省份民政主管部门、标准化试点单位等进行标准使用情况的广泛意见征询和情况调查，摸清我国目前老年人能力评估标准的使用情况、存在问题，对标准制定的意见和建议等，为标准制定提供参照。

二、研究制定阶段

2019 年 4 月起，标准起草组在梳理了国内外老年人评估工具进展和实地调研国内使用该标准情况的基础上，撰写了民政标准立项建议书，完成国家标准初稿，并组织召开标准编制研讨会。2019 年 6 月–8 月，标准起草组经过 4 次全国近 2 万例老年人能力评估数据的验证，确保新评估工具的信效度及等级划分模型的科学性。向部分省份养老机构征求意见，组织专家、学者和养老机构院长研讨交流，根据反馈意见优化老年人能力等级划分方法。2021年，国家标准委正式下达标准计划号。起草组修改完善标准征求意见稿后，向社会公开征求意见，并根据反馈意见修改完善。在民政部主管部门的大力支持下，标准起草组随机选择全国不同经济发展水平的14个省（自治区、直辖市）共24个城市和地区的近1万例老年人进行能力评估，再次对老年人能力评估工具的信效度、评估条目的权重以及老年人能力等级划分模型进行验证与标准的优化。通过数据验证老年人能力评估工具的信效度；综合数据验证结果，结合专家建议，采用主成分分析来进行国家标准老年人能力评估条目的权重分析，采用组平均距离聚类方法，对权重后的老年人能力评估量表总分进行系统聚类分析，确定老年人能力等级划分模型和标准，根据老年人失能程度，将老年人能力分为5个等级，分别为能力完好、轻度失能、中度失能、重度失能、完全失能。将原条目评价标准0分代表完全正常调整为0分代表完全失能。2022年下半年，全国社会福利服务标准化技术委员会秘书处组织召开研讨会。起草组修改完成标准送审稿等材料，通过全国社会福利服务标准化技术委员会审查后形成报批稿。12月30日标准正式发布并实施。

第三章 条款解读

国家标准共有 6 个部分，主要内容包括评估指标与评分、组织实施、评估结果以及 3 个规范性附录。评估指标与评分包括老年人能力评估指标、自理能力指标和评分、基础运动能力指标和评分、精神状态能力指标和评分、感知觉和社会参与指标和评分；组织实施包括评估环境、评估主体、评估流程、评估结果；规范性附录包括附录 A（规范性）老年人能力评估基本信息表、附录 B（规范性）老年人能力评估、附录 C（规范性）老年人能力评估报告。

第一节 评估指标与评分

一、评估指标组成

国家标准第 4 章规定了评估指标与评分。评估指标包括一级指标和二级指标。其中，一级指标包括自理能力、基础运动能力、精神状态、感知觉与社会参与 4 个方面；二级指标包括进食、穿脱衣物、平地行走、上下楼梯、记忆、理解能力、视力、听力、社会交往能力等 26 个方面，针对每项二级指标，给出评分及说明。

表 3　老年人能力评估指标

一级指标	二级指标
自理能力	进食、修饰、洗澡、穿/脱上衣、穿/脱裤子和鞋袜、小便控制、大便控制、如厕
基础运动能力	床上体位转移、床椅转移、平地行走、上下楼梯

续表

一级指标	二级指标
精神状态	时间定向、空间定向、人物定向、记忆、理解能力、表达能力、攻击行为、抑郁症状、意识水平
感知觉与社会参与	视力、听力、执行日常事务、使用交通工具外出、社会交往能力

二、条目评分原则

本次国家标准的条目统一采用 Likert 等级评分法，"0 分"代表完全障碍，"1 分"代表重度障碍，"2 分"代表中度障碍，"3 分"代表轻度障碍，"4 分"代表完全正常，条目加和计分，总分范围 0~90 分，得分越高，说明能力水平越好，不仅能更加精准刻画老年人的功能特点，而且便于与后续服务的衔接。通过条目权重分析后，结合部分条目对于老年人综合能力总分的贡献作用大小进行了分值赋分。同时，统一的评分方法还有助于后续对评估工具的信效度验证和综合能力等级的数据模型建立与验证，使得国家标准中的评估工具更为科学和实用。

表 4　老年人能力评估指标的评分原则

条目评分	评分原则
4 分：独立完成，不需要他人协助	独立安全完成
3 分：在他人语言指导或提示下完成	动眼动口不动手
2 分：需要他人协助，但以自身完成为主	老年人为主，评估人员为辅（一只手简单协助）
1 分：主要依靠协助，自身能给予配合	评估人员为主，老年人为辅（我们做，老年人帮）
0 分：完全依赖他人协助，且无法给予配合	绝大多数或全部由评估人员完成

三、指标评分标准

（一）自理能力的二级指标

1. 进食

使用适当的器具将食物送入口中并咽下。是指将放在面前的食物用餐具转移到口中，咀嚼并吞咽。所用餐具可以包含各类辅具。

表 5　老年人进食评分标准

得分	评分依据
4 分	独立使用器具将食物送进口中并咽下，没有呛咳
3 分	在他人指导或提示下完成，或独立使用辅具，没有呛咳
2 分	进食中需要少量接触式协助，偶尔（每月一次及以上）呛咳
1 分	在进食中需要大量接触式协助，经常（每周一次及以上）呛咳
0 分	完全依赖他人协助进食，或吞咽困难，或留置营养管

2. 修饰

指洗脸、刷牙、梳头、刮脸、剪指甲等。不包括准备用具。

表 6　老年人修饰评分标准

得分	评分依据
4 分	独立完成，不需要协助
3 分	在他人指导或提示下完成
2 分	需要他人协助，但以自身完成为主
1 分	主要依靠他人协助，自身能给予配合
0 分	完全依赖他人协助，且不能给予配合

3. 洗澡

清洗和擦干身体，包括洗发、洗身体，可以采用沐浴（淋浴、坐浴等）或床上擦浴等方式。

表7　老年人洗澡评分标准

得分	评分依据
4分	独立完成，不需要协助
3分	在他人指导或提示下完成
2分	需要他人协助，但以自身完成为主
1分	主要依靠他人协助，自身能给予配合
0分	完全依赖他人协助，且不能给予配合

4. 穿/脱上衣

穿脱上身衣服、系扣子、拉拉链等。

表8　老年人穿/脱上衣评分标准

得分	评分依据
4分	独立完成，不需要他人协助
3分	在他人指导或提示下完成
2分	需要他人协助，但以自身完成为主
1分	主要依靠他人协助，自身能给予配合
0分	完全依赖他人协助，且不能给予配合

5. 穿/脱裤子和鞋袜

穿脱裤子、鞋袜等。

表9　老年人穿/脱裤子和鞋袜评分标准

得分	评分依据
4分	独立完成，不需要他人协助
3分	在他人指导或提示下完成
2分	需要他人协助，但以自身完成为主
1分	主要依靠他人协助，自身能给予配合
0分	完全依赖他人协助，且不能给予配合

6. 小便控制

控制和排出尿液的能力。

表 10　老年人小便控制评分标准

得分	评分依据
4 分	可自行控制排尿，排尿次数、排尿控制均正常
3 分	白天可自行控制排尿次数，夜间出现排尿次数增多、排尿控制较差，或自行使用尿布、尿垫等辅助用物
2 分	白天大部分时间可自行控制排尿，偶尔出现（每天<1 次，但每周>1 次）尿失禁，夜间控制排尿较差，或他人少量协助使用尿布、尿垫等辅助用物
1 分	白天大部分时间不能控制排尿（每天≥1 次，但尚非完全失控），夜间出现尿失禁，或他人大量协助使用尿布、尿垫等辅助用物
0 分	小便失禁，完全不能控制排尿，或留置导尿管

7. 大便控制

控制和排出粪便的能力。

表 11　老年人大便控制评分标准

得分	评分依据
4 分	可正常自行控制大便排出
3 分	有时出现（每周<1 次）便秘或大便失禁，或自行使用开塞露、尿垫等辅助用物
2 分	经常出现（每天<1 次，但每周>1 次）便秘或大便失禁，或他人少量协助使用开塞露、尿垫等辅助用物
1 分	大部分时间均出现（每天≥1 次）便秘或大便失禁，但尚非完全失控，或他人大量协助使用开塞露、尿垫等辅助用物
0 分	严重便秘或者完全大便失禁，需要依赖他人协助排便或清洁皮肤

8. 如厕

上厕所排泄大小便，并清洁身体。注：评估中强调排泄前解开裤子、完成排泄后清洁身体、穿上裤子。

表 12　老年人如厕评分标准

得分	评分依据
4分	独立完成，不需要他人协助
3分	在他人指导或提示下完成
2分	需要他人协助，但以自身完成为主
1分	主要依靠他人协助，自身能给予配合
0分	完全依赖他人协助，且不能给予配合

（二）基础运动能力的二级指标

1. 床上体位转移

卧床翻身及坐起躺下。

表 13　老年人床上体位转移评分标准

得分	评分依据
4分	独立完成，不需要他人协助
3分	在他人指导或提示下完成
2分	需要他人协助，但以自身完成为主
1分	主要依靠他人协助，自身能给予配合
0分	完全依赖他人协助，且不能给予配合

2. 床椅转移

从坐位到站位，再从站位到坐位的转换过程。包括自行坐起及独立坐稳，由床移至椅子或轮椅，使用刹车和移动脚踏板及其反向动作。

表 14　老年人床椅转移评分标准

得分	评分依据
4分	独立完成，不需要他人协助
3分	在他人指导或提示下完成
2分	需要他人协助，但以自身完成为主
1分	主要依靠他人协助，自身能给予配合
0分	完全依赖他人协助，且不能给予配合

3. 平地行走

双脚交互的方式在地面行动，总是一只脚在前。注：包括他人辅助和使用辅助工具的步行。

表 15　老年人平地行走评分标准

得分	评分依据
4 分	独立平地步行 50 米左右，不需要协助，无摔倒风险
3 分	能平地步行 50 米左右，存在摔倒风险，需要他人监护或指导，或使用拐杖、助行器等辅助工具
2 分	在步行时需要他人少量扶持协助
1 分	在步行时需要他人大量扶持协助
0 分	完全不能步行

4. 上下楼梯

双脚交替完成楼梯台阶连续的上下移动。要求连续上下 10~15 个台阶。

表 16　老年人上下楼梯评分标准

得分	评分依据
3 分	可独立上下楼梯（连续上下 10~15 个台阶），不需要协助
2 分	在他人指导或提示下完成
1 分	需要他人协助，但以自身完成为主
0 分	主要依靠他人协助，自身能给予配合；或者完全依赖他人协助，且不能给予配合

(三) 精神状态的二级指标

1. 时间定向

知道并确认时间的能力。

表 17　老年人时间定向评分标准

得分	评分依据
4分	时间观念（年、月）清楚，日期（或星期几）可相差一天
3分	时间观念有些下降，年、月、日（或星期几）不能全部分清（相差两天或以上）
2分	时间观念较差，年、月、日不清楚，可知上半年或下半年或季节
1分	时间观念很差，年、月、日不清楚，可知上午、下午或白天、夜间
0分	无时间观念

2. 空间定向

知道并确认空间的能力。

表 18　老年人空间定向评分标准

得分	评分依据
4分	能在日常生活范围内单独外出，如在日常居住小区内独自外出购物等
3分	不能单独外出，但能准确知道自己日常生活所在地的地址信息
2分	不能单独外出，但知道较多有关自己日常生活的地址信息
1分	不能单独外出，但知道较少自己居住或生活所在地的地址信息
0分	不能单独外出，无空间观念

3. 人物定向

知道并确认人物的能力。

表 19　老年人人物定向评分标准

得分	评分依据
4分	认识长期共同一起生活的人，能称呼并知道关系
3分	能认识大部分共同生活居住的人，能称呼或知道关系
2分	能认识部分日常同住的亲人或照护者等，能称呼或知道关系等
1分	只认识自己或极少数日常同住的亲人或照护者等
0分	不认识任何人（包括自己）

4. 记忆

短时、近期和远期记忆能力。

表20　老年人记忆评分标准

得分	评分依据
4分	总是能保持与社会、年龄所适应的记忆能力，能完整地回忆
3分	出现轻度的记忆紊乱或回忆不能（不能回忆即时信息，3个词语经过5分钟后仅能回忆0~1个）
2分	出现中度的记忆紊乱或回忆不能（不能回忆近期记忆，不记得上一顿饭吃了什么）
1分	出现重度的记忆紊乱或回忆不能（不能回忆远期记忆，不记得自己的老朋友）
0分	记忆完全紊乱或者完全不能对既往事物进行正确的回忆

5. 理解能力

理解语言信息和非语言信息的能力（可借助平时使用助听设备等），即理解别人的话。

表21　老年人理解能力评分标准

得分	评分依据
4分	能正常理解别人的话
3分	能够理解别人的话，但需要增加时间
2分	理解有困难，需频繁重复或简化口头表达
1分	理解有严重困难，需要大量他人帮助
0分	完全不能理解他人的话

6. 表达能力

包括口头的和非口头的，即表达自己的想法。

表 22　老年人表达能力评分标准

得分	评分依据
4 分	能正常表达自己的想法
3 分	能够表达自己的需要，但需要增加时间
2 分	表达需要有困难，需频繁重复或简化口头表达
1 分	表达有严重困难，需要大量他人帮助
0 分	完全不能表达需要

7. 攻击行为

身体攻击行为（如打/踢/推/咬/抓/摔东西）和语言攻击行为（如骂人、语言威胁、尖叫）。注：长期的行为状态。

表 23　老年人攻击行为评分标准

得分	评分依据
1 分	未出现
0 分	近一个月内出现过异常行为

8. 抑郁症状

存在情绪低落、兴趣减退、活力减退等症状；甚至出现妄想、幻觉、自杀观念或自杀行为。注：长期的负性情绪。

表 24　老年人抑郁症状评分标准

得分	评分依据
1 分	未出现
0 分	近一个月内出现过负性情绪

9. 意识水平

机体对自身和周围环境的刺激作出应答反应的能力程度，包括清醒和持续的觉醒状态。注：处于昏迷状态者，直接评定为完全失能。

表 25　老年人意识水平评分标准

得分	评分依据
2分	神志清醒，对周围环境能作出正确反应
1分	嗜睡，表现为睡眠状态过度延长。当呼唤或推动老年人的肢体时可唤醒，并能进行正确的交谈或执行指令，停止刺激后又继续入睡；意识模糊，注意力涣散，对外界刺激不能清晰地认识，空间和时间定向力障碍，理解力迟钝，记忆力模糊和不连贯
0分	昏睡，一般的外界刺激不能使其觉醒，给予较强烈的刺激时可有短时的意识清醒，醒后可简短回答提问，当刺激减弱后又很快进入睡眠状态；昏迷：意识丧失，随意运动丧失，呼之不应，对一般刺激全无反应

（四）感知觉与社会参与的二级指标

1. 视力

感受存在的光线并感受物体的大小、形状的能力。在个体的最好矫正视力下进行评估。

表 26　老年人视力评分标准

得分	评分依据
2分	视力正常
1分	能看清楚大字体，但看不清书报上的标准字体；视力有限，看不清报纸大标题，但能辨认物体
0分	只能看到光、颜色和形状；完全失明

2. 听力

能辨别声音的方位、音调、音量和音质的有关能力（可借助平时使用助听设备等）。

表 27　老年人听力评分标准

得分	评分依据
2分	听力正常
1分	在轻声说话或说话距离超过 2 米时听不清；正常交流有些困难，需在安静的环境或大声说话才能听到
0分	讲话者大声说话或说话很慢，才能部分听见；完全失聪

3. 执行日常事务

计划、安排并完成日常事务，包括但不限于洗衣服、小金额购物、服药管理。

表 28　老年人执行日常任务评分标准

得分	评分依据
4分	能完全独立计划、安排和完成日常事务，无须协助
3分	在计划、安排和完成日常事务时需要他人监护或指导
2分	在计划、安排和完成日常事务时需要少量协助
1分	在计划、安排和完成日常事务时需要大量协助
0分	完全依赖他人进行日常事务

4. 使用交通工具外出

乘坐交通工具外出。包括公共交通（公交车、地铁、出租车等）和私家车。

表 29　老年人使用交通工具外出评分标准

得分	评分依据
3分	能自己骑车或搭乘公共交通工具外出
2分	能自己搭乘出租车，但不会搭乘其他公共交通工具外出
1分	当有人协助或陪伴，可搭乘公共交通工具外出
0分	只能在他人协助下搭乘出租车或私家车外出；完全不能出门，或者外出完全需要协助

5. 社会交往能力

指参与社会，能觉察他人情绪意向，有效地理解他人和善于同他人交际的能力。

表 30　老年人社会交往能力评分标准

得分	评分依据
4 分	参与社会，在社会环境中有一定的适应能力，待人接物恰当
3 分	能适应单纯环境，主动接触他人，初见面时难让人发现智力问题，不能理解隐喻语
2 分	脱离社会，可被动接触，不会主动待人，谈话中很多不适词句，容易上当受骗
1 分	勉强可与他人接触，谈吐内容不清楚，表情不恰当
0 分	不能与人交往

第二节　组织实施

国家标准详细规定了评估环境、评估主体和评估流程。

一、评估环境

评估环境应安静、温度适宜、空气清新、光线明亮。针对不同的评估活动开展的场景，要求社区老年人集中评估时，应设立等候评估的空间，评估工作在相对独立的评估室内逐一进行；开展评估工作的机构宜设立独立的评估室。对于评估室内的设施设备用品，在原有行业标准的基础上，从评估工作实际出发，要求更加简洁。原行业标准要求配置室内台阶，并规定了台阶的个数、宽度和高度。现标准仅规定评估室内或室外有连续的台阶和带扶手的通道，楼梯、台阶各级踏步均匀一致、平整、防滑即可。

二、评估主体

国家标准规定，"开展评估工作的机构应为依法登记的企事业单位或社会组织"，与行业标准相比删去了"应获得民政部门的资格认证或委托"的要求，扩大了评估主体的范围，有利于带动各类市场主体充分参与。同时，国家标准进一步规范和细化了对于评估人员的配置、专业、能力的要求，强调保护被评估人员和评估人员的尊严、安全和个人隐私。

三、评估流程

在行业标准的基础上，按照评估前的申请、评估实施和评估结果告知的流程，系统梳理了评估活动开展的程序和要求。要求评估活动开展的时候有 2 名评估人员同时在场，并且至少一人具有医护专业背景。对老年人能力评估申请、信息填报、评估指标确认、评估结果告知进行了规范。明确老年人能力评估应为动态评估，在无特殊变化的情况下，评估周期由原来行业标准的"每 6 个月定期评估一次"改为"至少每 12 个月评估一次"。

第四章　实施要求

第一节　制度建设

一、组织领导

各地各有关部门要切实加强对老年人能力评估工作的组织领导，将老年人能力评估工作纳入重点工作，加强规划引领，使评估工作与本地区国民经济和社会发展规划、行业规划有效衔接、同步推进。建立民政部门牵头，卫生健康、医保、残联等有关部门协同配合的工作机制，同标准化技术委员会、行业协会、养老服务机构和组织等协同推进国家标准的宣贯实施，有序统筹现有的老年人能力、健康、残疾、照护等相关评估制度，出台相关的制度文件，着力推动评估结果全国范围内互认。省级民政部门要会同有关部门加强对标准宣贯实施情况的跟踪监测、评估调度、督导检查，发现并解决实施中存在的问题，重要情况及时上报民政部。

二、工作机制

建立健全省、市、县三级老年人能力评估工作机制，各级民政部门将相关目标任务纳入工作计划，分解落实目标责任。明确各级民政部门在老年人能力评估工作中的主体责任，省级民政部门负责统筹指导，制订本地区老年人能力评估工作实施方案，地市级民政部门负责具体指导实施，县级民政部门负责本行政区域内老年人能力评估的组织、指导、协调及评估报告审核。同时，鼓励各地在国家标准的基础上，因地制宜，精准施策，积极推动从事养老服务工作及相关行业管理的政府部门、专业机构、从业人员等执行国家标准。为推进系

31

统全面准确掌握标准内容和评估要求，运用科学、统一、权威的评估工具开展老年人能力评估，助推实现养老服务供需对接、提高资源利用效能、促进养老服务高质量发展的工作目标，应按照以下要求开展评估工作：

第一，完善贯彻落实国家标准的制度机制，明确任务分工、保障措施和监督机制。

第二，完善标准推广应用的保障措施，明确资金来源、标准运行技术平台等。

第三，加快开展标准培训、解读工作，因地制宜开展本行政区域内的标准宣贯工作，尽快建设一批高素质的老年人能力评估工作队伍。

第二节　保障措施

一、政策保障

各级民政部门应在国家标准基础上积极建立健全本地区相关政策体系，优化政策支持、实现政策保障。省级民政部门负责制订本地区老年人能力评估工作实施方案，地市级、县级民政部门负责根据实施方案因地制宜、精准施策。视本地区经济社会发展情况，分步骤科学开展老年人能力评估，要优先评估入住养老机构的老年人，特别是保障经济困难的空巢、留守、失能、残疾、高龄老年人以及计划生育特殊家庭等特殊困难老年人和失能、失智老年人。

二、资金保障

建立以各级政府为核心的与经济社会发展、财政状况相适应的养老服务事业投入机制，以财政补贴等方式为老年人能力评估提供资金保障。鼓励有条件的地方将老年人能力评估和服务需求评估以及评估人员培训等费用纳入政府购买养老服务的领域和范围；特困、低保、低保边缘和支出型困难家庭等在内的老年人所需评估费用纳入地方年度财政预算安排。其他地方也可以采取公共财政、社会自主和个人相结合进行经费筹集。

三、技术保障

充分借助现代信息化手段，助推老年人能力评估高质量发展，提高老年人能力评估的效率、确保数据安全，实现养老服务物联化、互联化、智能化。加快建设运用全国统一评估工具的同时，以老年人能力评估移动端评估工具为依托实现评估数据互通共享，部分使用自主开发的评估工具的地方也应及时将评估数据与老年人能力评估移动端评估工具共享，实现有关信息的实时更新。

第三节　队伍建设

一、评估机构

老年人能力评估应由依法登记的企事业单位或社会组织承担，评估机构内至少配置5名专职或兼职评估人员。评估人员应满足以下要求：具有全日制高中或中专以上学历，有5年以上从事医疗护理、健康管理、养老服务、老年社会工作等实务经历并具有相关专业背景，理解评估指标内容，掌握评估要求。评估机构有关信息应在老年人能力评估移动端评估工具实时更新。

开展评估工作的机构宜设立单独的评估室，为社区老年人集中评估时，应设立等候评估的空间，评估工作在相对独立的评估室内逐一进行。应按要求配置设施设备，评估室内物品满足评估需要，不应放置与评估无关的物品；评估室内或室外有连续的台阶和带有扶手的通道，可供评估使用；楼梯、台阶各级踏步应均匀一致、平整、防滑。各地可依托专业机构和社会组织加强评估机构建设，鼓励养老机构、专业第三方评估机构等开展养老服务评估工作，为老年人能力评估工作提供组织保障。

二、评估队伍

各地应通过培训、考核和认证等方式，建立一支老年人能力评估队伍，为老年人提供专业的、标准化的能力评估服务，为国家标准的实施提供人才支撑。可依托大中专院校、示范养老机构，加快培养评估专业人才。应选择责任心强、业务素质过硬、熟悉养老服务工作的人员参与评估，加强岗前培训，使其熟练掌握评估工具使用、准确上传评估结果、完成评估报告撰写及后续照护计划衔接等实务知识。还要建立养老服务评估专家队伍，为积极开展评估系统的使用、照护计划制订、评估结果的合理使用等提供技术指导，为标准的实施提供有力人才支持。

在评估实施过程中，评估人员应规范自己的行为。严格遵守职业道德，保证评估资料的真实、有效和可靠；规范着装，佩戴具有身份标识的证件；态度和蔼，使用礼貌用语，按照国家标准的评估流程完成评估工作，应保护被评估人员的尊严、安全和个人隐私。评估过程中应使用被评估人员可以理解的语言，并随时解释和澄清被评估人员的疑问。

三、实务培训

民政部已将国家标准宣贯推广纳入重点工作。各级民政部门应按照民政部的统一工作部署，将加快推进本地区老年人能力评估作为新时代推进基本养老服务体系建设的重要举措。

各级民政部门应根据当地情况确定培训基地遴选标准。培训基地应满足具有法人资格、运营主体具有5年以上养老服务从业或从教经历、管理规范、信用良好、师资优质；具备专门理论知识培训教室、实操教室、实训床位等；自身或周边有多家养老机构能够配合开展评估实操等条件，确保培训工作持续推进。

积极配合开展国家标准宣贯实施试点培训。民政部已组建师资团队，设计课程体系，由民政部社会福利中心牵头专业机构开发移动端评估工具和管理后台，有关省份配合民政部组织开展片区试点培训。培训对象为各省级民政部门养老服务处室工作人员，拟遴选的培训基地师资骨干，养老服务事业单位、行业协会、养老机构、评估机构等开展一线评估工作或评估督导代表等。省级民政部门应加强工作指导，就培训、职业资格认证等有关事宜争取同级人社部门支持。积极组织本地区老年人能力评估师资参加全国试点培训，依托国家级师资团队，建立本地区的老年人能力评估培训工作的师资骨干，组织开展本地区一线老年人能力评估人员理论和评估实操培训。探索实行考培分离，运用统一理论和实操试题库开展考核,并实现评估人员有关信息在老年人能力评估移动端评估工具和管理后台实时更新。加强培训效果监测,持续跟进参训人员对培训总体情况、培训课程设置等方面的满意程度和意见建议。持续跟进评估人员理论和实操鉴定、开展评估服务、照护服务等情况。

第四节　监督管理

地方民政部门应加强对老年人能力评估工作的全过程监管,建立有效的监督约束机制。建立评估人员从业信用档案,民政部门复核发现评估结果不真实、不准确的,应及时组织评估机构负责人等相关人员对评估人员谈话提醒;对情节严重者,应取消其评估从业资格。各级民政部门要定期开展评估结果抽查,以一定方式向社会公开。

行业主管部门会同专业标准化技术委员会等组织加强对标准的实施情况进行全过程跟踪监测,以提升养老机构服务质量为目标,对国家标准执行情况进行调查,了解标准实施情况并进行分析和研究,提出标准实施及后续标准修订等工作的相关建议。

作为标准实施的主体和老年人能力评估结果审核第一责任的评估机构、承担评估结果技术责任的评估人员,应做好自我监督与管理,确保评估工作的规范性和质量。同时,评估机构应通过网络、服务须知、宣传手册等载体主动公开评估指标、流程、费用、投诉渠道等,自觉接受政府部门和社会监督。

第五章 结果应用

老年人能力评估是基本养老服务制度运行中最基础、最关键的配套制度，当前已经列入国家基本养老服务清单。精准评估有利于提供差异化的养老服务，推进提升老年人权益保障水平，优化养老服务资源供需对接。在开展养老机构等级评定、老年人补贴发放、养老服务补贴发放、购买服务等方面工作时，老年人能力评估结果应用，有助于提高相关服务的精准性和科学性。要积极推动评估结果全国范围内互认、各部门按需使用。

第一节 行业层面

一、为老年人入住公办养老机构提供依据

《"十四五"国家老龄事业发展和养老服务体系规划》指出："强化公办养老机构兜底保障作用。在满足有意愿的特困老年人集中供养需求的前提下，公办养老机构重点为经济困难的空巢、留守、失能、残疾、高龄老年人以及计划生育特殊家庭老年人等提供服务。建立公办养老机构入住评估管理制度，明确老年人入住条件和排序原则。"国家标准可为公办养老机构入住评估管理提供依据。各地通过统一的国家标准作为老年人能力分级依据，有助于更好地保障老年人公平享受养老服务。在地方具体实践过程中，已有部分地区依据行业标准开展工作。2016年，《湖北省公办养老机构入住评估管理暂行办法》明确，入住公办养老机构的基本养老服务保障对象需对其生活自理能力进行专业评估。2017年，《深圳市公办养老机构入住评估轮候管理办法（试行）》明确，能力评估是申请入住轮候公办养老机构的前置条件。2018年，《长沙市公办养老机构入住评估与轮候管理办法》明确，申请入住公办养老机构的老年人，经

审核符合入住条件的，按规定进入轮候，通过评估后安排入住。

二、为养老机构发放差异化运营补贴提供依据

优质养老服务资源稀缺，政府要兜底"刚需"人群，通过向养老服务机构发放差异化运营补贴，鼓励相关机构向更需要提供专业帮助的老年人提供服务。国家标准的出台有利于在全国统一老年人能力评估等级标准，规范差异化运营补贴机制。当前，各地在为养老机构发放差异化运营补贴的实际探索中，将养老机构收住服务对象身体状况作为重要参考依据。2018 年，《北京市民政局、北京市财政局、北京市卫生和计划生育委员会、北京市残疾人联合会关于印发〈北京市养老机构运营补贴管理办法〉》，明确养老机构运营补贴根据养老机构收住服务对象身体状况、服务质量星级评定、信用状况、医疗服务能力等因素综合确定，以养老机构实际收住服务对象的床位数、月数等作为补贴计算依据。例如，对于收住失能老年人、残疾等级为一至二级视力、肢体、听力、言语残疾人和二至三级智力残疾人的机构，按照每床每月 600 元予以补贴，其中市财政通过专项转移支付方式对各区按照每床每月 500 元予以补助。2021 年，山东省出台《山东省省级养老服务专项资金补助项目实施方案》，明确对本省行政区域范围内已投入运营，重点为失能、半失能老年人提供服务的民办养老机构、委托第三方运营的公办养老机构、政府与第三方合资合作养老机构进行奖补。例如，对于收住中度失能老年人的机构，按照 2400 元/人·年进行补助；对于收住重度失能老年人的机构，按照 3600 元/人·年进行补助等。2022 年，天津市出台《天津市养老机构补贴管理办法》，明确收住不同能力等级对象的养老机构有不同运营补贴标准。例如，对于非营利性养老机构、公建民营养老机构收住中度失能老年人的，按照 300 元/人·月进行核算；收住其他老年人的，按照 100 元/人·月进行核算。

三、为制定相关行业或领域标准、政策等文件提供依据

在制定政策方面，通过开展老年人能力评估有助于摸清不同能力等级老年人的数量、比例、需求及趋势变化，为提前做好养老服务发展的科学规划、资源统筹等工作提供支撑，促进养老服务供需对接，提高政策措施的精准度；有

助于政策找人、精准施策，确保政策能够真正惠及符合失能条件的人；有助于强化监管、指导服务。

四、推动评估结果全国范围内互认

通过建立科学、统一、权威的老年人能力评估工具，协调老年人能力评估与现有的老年人健康、残疾、照护等相关评估，推动评估结果全国范围内互认，实现"一次评估，多次使用"，有助于稳步提升政府公共服务的效能，实现养老服务供需的有效对接，有利于为广大老年人提供价格适中、方便可及、质量可靠、健康持续的养老服务，增强老年人群体的幸福感、认同感。

当前，老年人能力评估结果可应用于提供合适的养老服务、护理服务，指导养老机构运营及质量监管，保障相关补贴发放和制定相关行业或领域标准、政策等内容。通过与长期护理失能等级评估的结果进行互认，可应用于指导长期护理保险制度试点地区医疗保障部门长期护理保险失能等级评估，对民政部门老年人护理补贴发放对象资格认定，以及养老机构老年人入住评估有着重要意义。通过与残疾人分类和分级的认定结果互认，可应用于残疾人的信息统计、管理、服务和保障等工作。通过与特困人员的认定结果互认，可应用于确定特困人员应当享受的照料护理标准档次。

目前，各地已经在积极开展老年人评估结果全国范围内互认探索。《安徽省"十四五"养老服务发展规划》指出："统筹老年人能力、需求、健康、残疾、照护、消费等评估，开展老年人能力综合评估。推进评估结果在全省范围内互认、各部门按需使用，作为领取老年人补贴、接受基本养老服务的参考依据。制定全省统一的老年人能力综合评估标准，2022年底前，全省建立老年人能力综合评估制度。"《江西省"十四五"养老服务体系建设规划》指出："结合江西实际建立健全老年人能力评估体系，统一开展老年人能力综合评估，推动实现评估结果部门之间互认、按需使用，作为接受养老服务的参考依据。"《"十四五"贵州省老龄事业发展和养老服务体系规划》明确："全面开展老年人能力综合评估，做好老年人能力综合评估与健康评估的衔接。建立老年人失能等级评定数据库，为精准实施基本养老服务清单提供重要支撑。"

第二节　机构层面

一、精准实施政府购买养老服务项目

为精准实施政府购买养老服务项目，需针对不同能力等级的老年人确定不同的服务项目与服务评价机制。国家标准作为科学划分老年人能力等级的工具，有助于帮助政府精准识别服务对象，在养老资源分布不均、服务供给不足条件下，让各方面的社会力量参与政府购买养老服务的实践。在一定程度上缓解老龄化所带来的国家财政压力，并在提高老年护理服务质量、指导定价和收费、提高资源利用率等方面起到重要的作用。

通过开展评估，将为养老机构和社区居家养老服务组织等实施政府购买服务项目提供重要依据，能够根据老年人能力需求提供精细化服务，能够合理安排居家养老照护服务、康复护理服务、配置康复辅助器具等。除此之外，鼓励各地有条件的地区务实拓展政府购买养老服务的领域和范围，优化城乡养老服务供给，支持社会力量提供日间照料、助餐助洁、康复护理等服务。优先保障经济困难的失能、高龄、无人照顾等老年人的服务需求，加大对基层和农村养老服务的支持。

二、科学制订老年人照护服务计划

老年人能力评估可以深入了解、聚焦、细分老年人的个性化需求，制订个性化的照护服务方案和计划，提高养老服务的适配性和效率。根据评估结果制订有针对性的照护服务计划，开展对应级别的照护服务，可以有效防范服务风险。分级照护可以根据老年人日常生活能力和疾病发展规律，针对不同能力阶段的老年人提供科学的照护，将照护资源科学合理配置，提高照护质量，减轻照护者负担。

《国家积极应对人口老龄化中长期规划》等文件都将长期照护服务作为养老服务工作的重点予以部署，但我国目前面临照护资源短缺、专业水平低等问题。因此，规范化、精细化的老年人能力评估至关重要，有利于提供有针对性

的长期照护服务，促进有限资源最大化、合理化利用，规范养老机构服务质量，提高老年人的满意度，从而实现以评估为起点、制订照护方案、提供专业服务。

三、规范运营及质量监管

通过老年人能力评估，养老机构可以更科学有效地对入院老年人进行能力划分，为不同等级的老年人提供多样化、专业化、个性化的照护服务，这有助于提供高质量、专业化的服务。同时，规范按照国家标准开展评估工作，有助于提高养老机构和组织的标准化、规范化水平。养老机构还可以根据国家标准合理安排人力资源，制定相应收费标准，建立综合全面的管理模式和分级照护体系，提高养老服务的整体水平，规范机构运营。

随着国家标准的出台，评估机构可以更具权威性、专业性地进行评估，降低评估结果产生分歧的可能性。以权威的评估结果为基础，使养老服务质量监管更加有力有效。

第三节　老年人层面

一、科学划分能力等级

国家标准在行业标准实践经验基础上，广泛借鉴相关领域主要做法和成熟经验，优化评估指标设置，突出社区居家老年人、医养结合服务对象的能力特征，更加精准刻画老年人的功能特点。工具经验证信效度良好，计分方法简化，标准等级划分更加清楚和简洁。

老年人根据需要参与评估，有助于了解自身的能力状况，更加合理地安排晚年生活，更有针对性地选择适宜的专业服务或者申请相关保障政策，保障自己的合法权益。老年人及其家庭也可以根据老年人的能力状况，及时采取一些预防衰老的措施，改善身体机能，给予老年人更有针对性的照顾。

二、申请享受护理补贴、优先入住公办养老机构等相关待遇

近年来，伴随着高龄人群数量的不断增长，我国失能老年人口照护需求规模也逐渐扩大。失能老年人生活护理成本不断攀升，部分经济困难的失能老年人面临失能护理问题更为突出。为妥善解决这些关键性问题，国家层面出台《关于建立健全经济困难的高龄、失能等老年人补贴制度的通知》要求，"加大公共财政支持力度，减轻经济困难的高龄、失能等老年人的养老服务负担，帮助他们提高支付能力，由各地根据当地经济发展水平、物价变动情况和财力状况自主确定对经济困难的高龄、失能等老年人补贴标准"。

老年人能力评定标准作为老年人申请享受护理补贴政策、优先入住公办养老机构等待遇的基本门槛，承担"守门人"的重要作用。目前，各地相继出台文件明确加快建立老年人能力评估制度，将评估结果作为领取老年人补贴、接受养老服务的重要参考依据，为符合条件的老年人提供有偿、低偿和无偿等不同内容的服务。例如，浙江省出台《浙江省养老服务补贴制度实施办法》，明确通过对老年人的自理能力进行评估，将居家养老的基本保障对象分为三档：生活完全不能自理、基本不能自理、部分不能自理，并参照浙江省制定的残疾人护理补贴标准执行，高龄老年人按每人每月 125 元执行。《山东省"十四五"养老服务体系规划》提出，建立完善老年人能力与需求综合评估制度，为具备相关资格条件的老年人开展能力评估，评估结果作为领取老年人补贴、接受养老服务的依据。

虽然各地结合自身实际，普遍建立了高龄津贴、养老服务补贴和失能老年人护理补贴制度，但是在探索过程中各地区对于失能等级标准的划分仍然标准不一，全国各地、各部门采用失能评估的量表及对失能水平的划分均不统一。不同的评估标准、评估方法可能造成某些地区失能老年人补贴范围覆盖不全面，使得本应在补贴范围内的失能老年人被排除在外。国家标准的制定出台对于推进建设国家层面的失能等级评估标准，强化老年人公平享受各项待遇具有重要意义。

三、指导按需选择养老机构和养老服务

科学、客观、专业的评估有利于老年人更有针对性地选择养老模式和适宜的专业服务，有效助推实现供需对接，提高养老服务资源利用效能。不同失能等级老年人对养老服务需求不同。根据相关调查研究显示，功能完好的老年人生活可自理且健康状况良好，服务需求多数为休闲娱乐维度的需求。轻度失能老年人则在定期健康体检服务、健康指导和督促服务、健康教育服务、康复训练服务、安全用药指导等健康服务和基本的休闲娱乐方面有需求。中度失能老年人日常生活能力比轻度失能老年人显著降低，大多数老年人肢体活动不便，休闲娱乐相对单调，情绪波动较大，因此中度失能老年人对日常生活照料服务需求有所提高，对医疗健康服务和心理慰藉服务需求比较高。重度失能老年人日常生活能力基本丧失，甚至有一定数量的老年人需绝对卧床，因此对日常生活照料和医疗健康服务需求最为迫切。老年人能力评估是养老服务中一项非常基础性的工作，后续的相关服务工作都需以此为依据，有助于优化科学规划市场供给，制订专业照护服务计划，为老年人提供个性化、差异化的养老服务。

下编 评估指南

第一章 国家标准指标的说明

一、国家标准特点简介

《老年人能力评估规范》国家标准是在行业标准实行近10年的经验基础之上，随着近年来我国养老行业的飞速发展，特别是医养结合养老服务、社区居家养老服务以及长期照护服务等迅猛发展的新环境和新形势下，对老年人能力评估内涵进行了更精准的界定，国家标准中主要突出了如下几方面的调整。

（一）指标数量的调整

从4个一级指标22个二级指标，修改为4个一级指标26个二级指标。其中，行业标准中日常生活活动、精神状态、感知觉与沟通、社会参与4个一级指标调整为国家标准中自理能力、基础运动能力、精神状态、感知觉与社会参与4个一级指标。26个二级指标中18个指标与行业标准基本一致。修改的指标主要包括：

一是突出社区居家老年人和医养结合服务对象的能力特征，补充了如结合老年人上肢和下肢功能差异对能力的影响不同，二级指标设立了"穿/脱上衣"和"穿/脱裤子和鞋袜"两个二级指标；

二是增加了用于区分社区老年人能力的工具性日常生活能力评估指标，如"使用交通工具外出"；

三是考量接受医养结合服务和长期护理服务的评估需要，增加"床上体位转移"条目；

四是国家标准突出了认知功能的内涵，二级指标中设置了能完整表达认知功能的9个二级指标，可以不借助其他工具独立对认知功能情况进行判断。

（二）条目计分的调整

行业标准中老年人能力评估计分方式分别采用日常生活活动能力量表、简易认知量表、认知功能量表和成人智残评定量表 4 个维度分别计分，判定维度等级后，再进行组合形成老年人能力评估结果判定初步等级，这是典型的组合工具计分方法。该方法由于可以根据对老年人功能的界定，直接选用相应的成熟评估工具进行组合，判定综合能力水平。其优点是简单，评估指向明确，是国内外早期进行综合能力评估比较常用的方法。但是，该方法由于各个工具条目评分标准的不统一，难以进行工具的信效度验证，对于综合能力的等级也难以通过数据模型验证其科学性。

同时，受限于原有工具开发的年代、养老服务提供能力的影响，部分条目评分过于粗糙，难以满足目前养老服务需要，如洗澡能力是老年人能力下降中非常常见、需要予以高度关注的能力之一，原有行业标准使用的巴氏指数，由于其研发于 20 世纪 60 年代初，当时的服务提供能力仅为自己独立完成或需要他人协助或帮助完成，故该条目在原有行业标准中仅相应评为 5 分和 0 分两个等级。但是随着老年人对生活品质要求的提高，不论是居家、社区还是机构中生活的老年人，如何有尊严、自主、自立地完成身体清洁，无论在服务技术，还是服务相关产品研发上都有了极大发展，过于粗糙的条目评估分级已经难以满足对接服务的需要。

因此，国家标准的条目统一采用 Likert 等级评分法，"0 分"代表完全障碍，"1 分"代表重度障碍，"2 分"代表中度障碍，"3 分"代表轻度障碍，"4 分"代表完全正常，条目加和计分，总分范围 0~90 分，得分越高，说明能力水平越好，不仅能更加精准刻画老年人的功能特点，而且更加便于与后续服务的衔接。通过条目权重分析后，结合部分条目对于老年人综合能力总分的贡献作用大小进行了分值赋分。

同时，统一的评分方法还有助于后续对评估工具的信效度验证和综合能力等级的数据模型建立与验证，使得评估工具更为科学和实用。

（三）老年人能力等级的调整

由于 2013 年行业标准更多地评估在机构的老年人能力等级方面，故老年人能力分为能力完好、轻度受损、中度受损、重度受损 4 个等级。但在国家标准中，一方面，充分考虑社区居家养老服务需要，特别是希望区分居家社区生活的老年人中绝对功能完好和伴随潜在风险的功能完好的老年人，以便更有针对性地提供功能维护和预防失能，精准利用养老服务资源；另一方面，为了更好地区别重度功能受损者的严重程度，便于与长期照护服务有效衔接，对重度失能保障对象失能等级进行了再划分。因此，本次国家标准将老年人能力分为能力完好、能力轻度受损（轻度失能）、能力中度受损（中度失能）、能力重度受损（重度失能）、能力完全丧失（完全失能）5 个等级。

二、国家标准范围

本文件规定了老年人能力评估的指标与评分、组织实施及评估结果。本文件适用于开展老年人能力的评估。

三、相关概念说明

（一）能力
个体顺利完成某一活动所必需的自身条件。

（二）自理能力
个体独立完成进食、洗澡、修饰、穿/脱衣、大小便控制、如厕等方面的能力。自理能力评估包括老年人三方面功能评估，包括自理能力（修饰、洗澡、穿/脱上衣、穿/脱裤子和鞋袜）、进食能力（进食）、括约肌控制能力（小便控制、大便控制、如厕），共 8 个二级指标。

（三）基础运动能力
个体完成基本日常生活中床上、床椅、水平、上下躯体移位程度的能力。基础运动能力评估主要为老年人躯体移动能力，包括 4 个二级指标，分别为床上体位转移、床椅转移、平地行走、上下楼梯。

（四）精神状态
个体在认知功能、行为、情绪等方面的能力。精神状态评估包括老年人 4 个方面的功能评估，包括认知能力（时间定向、空间定向、人物定向、记忆）、沟通能力（理解能力、表达能力）、异常行为（攻击行为、抑郁症状）、意识状态（意识水平），共 9 个二级指标。

（五）感知觉与社会参与

个体在视力、听力以及与周围人群和环境的联系与交流等方面的能力。感知觉与社会参与评估包括老年人 3 个方面的功能评估，包括感知觉能力（视力、听力）、工具性日常生活活动能力（执行日常事务、使用交通工具外出）、社会参与能力（社会交往能力），共 5 个二级指标。

（六）老年人能力评估

由专业人员依据相关标准，对老年人个体的自理能力、基础运动能力、精神状态、感知觉与社会参与等方面进行的分析评价工作。通俗来说，老年人能力评估类似健康体检，健康体检主要检查内容是人的健康或疾病状况，而老年人能力评估的主要内容是老年人独立生活的能力状况，这些能力包括老年人穿衣吃饭洗澡等自理能力、行走上下楼等基础运动能力、精神状态、感知觉与社会参与等能力。通过老年人能力评估判断一个老年人生活能否自理、需不需要人照顾以及在哪些方面进行照顾等情况。

（七）增项

国家标准指标可对应输出国家医保局《长期护理失能等级评估标准（试行）》和国家卫生健康委老年综合评估结果，其中，国家卫生健康委老年综合评估部分条目无法对应，设置为增项进行补充评估，包括非步行移动、活动耐力、服用药物、强迫行为、财务管理 5 个指标。

四、自理能力的二级指标

（一）进食

1. 定义

使用适当的器具将食物送入口中并咽下，是指将放在面前的食物用餐具转移到口中，咀嚼并吞咽的一系列动作。所用餐具是老年人日常生活中常用的进食用具，可以包含各类进食辅具。

2. 评分标准

得分	评分依据
4分	独立使用器具将食物送进口中并咽下，没有呛咳
3分	在他人指导或提示下完成，或独立使用辅具，没有呛咳
2分	进食中需要少量接触式协助，偶尔（每月一次及以上）呛咳
1分	在进食中需要大量接触式协助，经常（每周一次及以上）呛咳
0分	完全依赖他人协助进食，或吞咽困难，或留置营养管

3. 评估指标点

（1）特殊治疗：营养管。老年人由于昏迷、消化道异常或手术等原因，需要通过管道给老年人胃肠内注入流质食物，从而达到提供营养的目的。营养管的类型包括鼻胃管、鼻肠管和各类造瘘管等。

（2）完成程度：包括如下几种情况：①完全能自主进食，每餐在30～40分钟内完成，通常每口饭在10秒左右完成；②需他人协助完成食物送入口中前的预处理工作，如剥皮、去鱼刺、切食物，或者可以自己进食，但是由于老年人注意力很难集中，或有其他身体原因等导致进食时间延长，需要提醒；③需要他人帮助夹菜、盛饭到碗中；④需要他人帮助将食物放在勺子上；⑤需要他人帮助把持餐具、喂饭。

（3）辅具：特殊碗盘、特殊杯皿、特殊叉、匙、筷子等。借助辅具，老年人能在上肢功能下降的情况下完成取食、进食。

（4）帮助程度：指实现进食的最低帮助程度。根据帮助程度从低到高：①需要他人监护、提醒、指导；②少量接触式协助——需要一个人用单手帮助；③大量接触式协助——需要一个人用双手或者两个人各用一只手；④他人给予完全帮助，老年人能配合；⑤他人给予完全帮助，老年人无法配合。

（5）问题：噎食、呛咳、吞咽困难。噎食、呛咳频率：偶有噎食、呛咳，通常指每月≥1次；频发噎食、呛咳，通常指每周≥1次。

4. 评估提示问题

（1）（评估对象）有留置营养管吗（观察法）？

（2）您可以自己独立地吃饭吗？/将饭菜放到您面前，您可以自己吃吗？

（3）您吃饭的时候要用辅具吗？比如特殊碗盘、特殊杯皿、特殊叉、匙、筷子。

（4）您吃饭时需要他人帮助吗？他们是怎么帮助您的？

（5）吃饭时您会出现呛咳、噎食的情况吗？呛咳、噎食频繁吗？

5. 参考案例

评估对象情况	评估结果
老年人能自己用辅具吃饭，不需监护、提醒，没有噎食、呛咳风险	4分
老年人需要别人帮助，仅需要帮忙处理食物，如切碎食物，或夹菜、盛饭，没有呛咳	2分
老年人能自己用餐具吃饭，但因上肢功能下降，吃饭常撒饭、洒汤，耗时长，没有呛咳，照护者因而替代其喂饭	2分
老年人需要别人喂饭，自己能配合	1分

6. 评估说明

在完成所有指标的评估后，要按照各项指标中最重的程度给予评分。他人备餐、盛饭等进食前的准备工作和餐具、剩余食物收拾等进餐后处理工作不属于进食能力的考察范围。夹菜、盛饭、吃饭过程考察到老年人的上肢功能，咀嚼、吞咽食物考察到老年人的消化、吞咽功能，上述两项功能是进食能力的重点考察点。

（二）修饰

1. 定义

指洗脸、刷牙、梳头、刮脸、剪指甲等，不包括准备用具。

2. 评分标准

得分	评分依据
4分	独立完成，不需要协助
3分	在他人指导或提示下完成
2分	需要他人协助，但以自身完成为主

得分	评分依据
1分	主要依靠他人协助，自身能给予配合
0分	完全依赖他人协助，且不能给予配合

3. 评估指标点

（1）完成程度：包括如下几种情况：①完全能独立完成；②需他人准备用具，洗脸前准备洗脸水，刷牙前准备牙刷、牙膏，梳头前准备梳子，刮脸前准备剃须刀，剪指甲前准备指甲剪；③需要他人使用用具完成。

（2）帮助程度：指实现修饰的最低帮助程度。①需要他人监护、提醒、指导；②需要他人协助，主要以老年人自身完成为主；③主要依赖他人帮助，老年人自身能配合；④他人给予完全帮助，老年人无法配合。

（3）辅具：特制牙刷、特制梳子、特制指甲刀等辅助老年人完成修饰器具。

4. 评估提示问题

（1）您（评估对象）可以自己洗脸吗？不包括准备洗脸水等。

（2）您可以自己刷牙吗？不包括准备牙刷等。

（3）您今天的发型很整齐，是自己梳的吗？不包括准备梳子。

（4）平常您的胡子都是自己刮的吗？不包括准备剃须刀。

（5）平常您的手指甲、脚指甲是自己剪的吗？不包括准备指甲剪。

（6）您洗脸、刷牙、梳头、刮脸、剪手指甲、剪脚指甲需要别人帮忙吗？他们是怎么帮助您的？

5. 参考案例

评估对象情况	评估结果
老年人除了剪指甲，其他事情都能独立完成，剪指甲需要他人帮助，可以抬手、抬脚配合	1分

6. 评估说明

洗脸、刷牙、梳头、刮脸、剪手指甲、剪脚指甲需要分别进行评估，以评估后功能最重项目为最终评分。根据老年人相关功能衰退的顺序，剪手指甲、剪脚指甲能力较早丧失，通常是功能最差的项目。

（三）洗澡

1. 定义

清洗和擦干身体，包括洗发、洗身体，可以采用沐浴（淋浴、坐浴等）或床上擦浴等方式。

2. 评分标准

得分	评分依据
4分	独立完成，不需要协助
3分	在他人指导或提示下完成
2分	需要他人协助，但以自身完成为主
1分	主要依靠他人协助，自身能给予配合
0分	完全依赖他人协助，且不能给予配合

3. 评估指标点

（1）完成程度：包括如下几种情况。①完全能独立完成；②需他人准备用具，包括凳子、洗澡水、沐浴露、毛巾、搓澡巾等；③需要他人冲洗、涂沐浴露、搓澡、擦干。

（2）帮助程度：指实现洗澡的最低帮助程度。①需要他人监护、提醒、指导；②需要他人协助，主要以老年人自身完成为主；③主要依赖他人帮助，老年人自身能配合；④他人给予完全帮助，老年人无法配合。

（3）辅具：使用洗澡刷（长柄浴刷）、浴球、洗澡巾、浴室内的扶手设施、浴凳等辅助洗澡用具。

（4）风险：摔倒、滑倒。

4. 评估提示问题

（1）您（评估对象）自己能独立完成洗澡吗？

（2）您洗澡时需要他人帮助吗？

（3）您在洗澡的时候需要别人看着或者提醒吗？

（4）您能自己洗头或洗脚吗？

（5）您洗澡大部分能自己洗，小部分需要帮忙吗？比如擦、洗后背。

（6）别人帮您洗澡的时候您能配合吗？比如伸胳膊。

（7）您洗澡的时候容易摔倒、滑倒吗？

5. 参考案例

评估对象情况	评估结果
老年人在浴室内可以借助扶手或工具完成清洗擦干身体，但是操作不流畅，部分部位清洗不干净，需他人帮忙清洁后背，有摔倒的风险	2分

6. 评估说明

洗澡过程中可以涂沐浴露、香皂，也可以仅用水清洗，只要能够达到洗净、擦干身体的目的即可。

（四）穿/脱上衣

1. 定义

完成穿脱上身衣服、系扣子、拉拉链等系列活动的能力。

2. 评分标准

得分	评分依据
4分	独立完成，不需要他人协助
3分	在他人指导或提示下完成
2分	需要他人协助，但以自身完成为主
1分	主要依靠他人协助，自身能给予配合
0分	完全依赖他人协助，且不能给予配合

3. 评估指标点

（1）完成程度：包括如下几种情况。①完全能独立完成；②在他人准备衣物后，老年人可以独立完成；③可以完成大部分衣物穿脱，需要他人操作精细动作，如扣扣子、拉拉链及反向动作；④需要他人帮助完成衣物穿脱。

（2）帮助程度：指实现穿/脱上衣的最低帮助程度。①需要他人监护、提醒、指导；②需要他人协助，主要以老年人自身完成为主；③主要依赖他人帮助，老年人自己能配合；④他人给予完全帮助，老年人无法配合。

（3）辅具：穿衣杆、扣扣器、拉链器等协助老年人自行穿脱上衣器具。

4. 评估提示问题

（1）您（评估对象）能自己穿脱上衣吗？

（2）您能扣扣子、拉拉链，解开扣子、拉开拉链吗？

（3）需要别人帮您穿脱上衣吗？怎么帮的？

（4）您穿脱上衣的时候需要别人看着或者提醒吗？

（5）您需要别人帮您整理衣物吗？

（6）您需要别人帮您套袖子吗？

（7）别人帮您穿脱上衣的时候您能配合吗？比如伸胳膊。

5. 参考案例

评估对象情况	评估结果
老年人由于上肢功能下降，可以完成穿衣动作，但动作僵硬，偶尔穿错，照护员为了节约时间，平时帮助老年人穿衣	3分
老年人可以穿脱衣袖并整理，但无法扣扣子、拉拉链	2分

6. 评估说明

该条目主要考察老年人的上肢功能，其中扣扣子、拉拉链及其反向动作考察老年人的手部精细动作。老年人在功能下降时会先丧失精细动作，所以，老年人在出现轻度功能障碍时，会出现可以穿外衣，但无法扣扣子的情况。

（五）穿/脱裤子和鞋袜

1. 定义

完成穿脱裤子、鞋袜等系列活动的能力。

2. 评分标准

得分	评分依据
4分	独立完成，不需要他人协助
3分	在他人指导或提示下完成
2分	需要他人协助，但以自身完成为主
1分	主要依靠他人协助，自身能给予配合
0分	完全依赖他人协助，且不能给予配合

3．评估指标点

（1）完成程度：包括如下几种情况。①完全能独立完成；②在他人准备裤子、鞋袜后可以独立完成；③可以完成大部分裤子、鞋袜穿脱，需要他人执行精细动作，如扣扣子、拉拉链、系鞋带及反向动作；④需要他人完成裤子、鞋袜穿脱。

（2）帮助程度：指实现穿/脱下衣的最低帮助程度。①需要他人监护、提醒、指导；②需要他人协助，主要以老年人自身完成为主；③主要依赖他人帮助，老年人自己能配合；④他人给予完全帮助，老年人无法配合。

（3）辅具：穿衣杆、扣扣器、拉链器等协助老年人自行穿脱下衣器具，穿袜器和长柄鞋拔等协助老年人自行穿脱鞋袜器具。

4．评估提示问题

（1）您（评估对象）能自己穿脱裤子、鞋袜吗？

（2）您能扣扣子、拉拉链、系鞋带，解开扣子、拉开拉链、解开鞋带吗？

（3）需要别人帮您穿脱裤子、鞋袜吗？怎么帮的？

（4）您穿脱裤子、鞋袜的时候需要别人看着或者提醒吗？

（5）您需要别人帮您整理裤子、鞋袜吗？

（6）您需要别人帮您套裤腿、提裤子、把脚穿入鞋子吗？

（7）别人帮您穿脱裤子、鞋袜的时候您能配合吗？比如抬腿。

5．参考案例

评估对象情况	评估结果
老年人可以穿脱裤子并整理，可以扣扣子、拉拉链，但无法弯腰穿袜子、鞋子，需要他人帮忙，但老年人能配合	1分
老年人难以将自己的腿抬起，套入裤管中，需要照护者将腿套入裤管中，帮助提裤子，帮助系上裤扣，但老年人可以略作配合	1分

6．评估说明

穿脱裤子、鞋袜主要考察老年人的下肢功能和上肢配合情况，其中扣扣子、拉拉链、系鞋带及其反向动作考察老年人的手部精细动作。老年人在功能下降时会先丧失精细动作，所以，老年人在出现轻度功能障碍时，会出现可以穿裤子、鞋袜，但无法扣扣子、拉拉链、系鞋带的情况。

该条目考察三项内容：穿脱裤子、穿脱鞋子、穿脱袜子。需要分别评估，以其中功能障碍最重的项目为评估结果。

（六）小便控制

1. 定义

控制和排出尿液的能力。

2. 评分标准

得分	评分依据
4分	可自行控制排尿，排尿次数、排尿控制均正常
3分	白天可自行控制排尿次数，夜间出现排尿次数增多、排尿控制较差，或自行使用尿布、尿垫等辅助用物
2分	白天大部分时间可自行控制排尿，偶出现（每天<1次，但每周>1次）尿失禁，夜间控制排尿较差，或他人少量协助使用尿布、尿垫等辅助用物
1分	白天大部分时间不能控制排尿（每天≥1次，但尚非完全失控），夜间出现尿失禁，或他人大量协助使用尿布、尿垫等辅助用物
0分	小便失禁，完全不能控制排尿，或留置导尿管

3. 评估指标点

（1）导尿管：老年人由于尿失禁或者尿潴留等原因由尿道插入膀胱以便引流尿液的管道。

（2）问题：①尿失禁是指尿液不自主排出的情况；②尿潴留是膀胱里充满了尿液而不能够排出的情况。

（3）问题频率：尿失禁或尿潴留发生的次数，尤其是在白天和夜间的发生情况，通常老年人夜间排尿控制较差，白天较好。

（4）帮助类型：当发生小便控制问题时，他人协助使用尿布、尿垫、纸尿裤或协助床上使用便器。

（5）帮助程度：指实现排尿的最低帮助程度。①需要他人监护、提醒、指导，但是可以自行使用小便壶等辅助用品完成排尿；②需要辅助提供、倾倒、清洗小便壶,但是老年人可自行使用小便壶等辅助用具;③需要照护人员协助使用小便壶等辅助用具排尿,但以老年人自己操作为主;④需要他人给予帮助使用小便壶等辅助用具排尿,老年人能配合;⑤他人给予完全帮助,老年人无法配合。

4. 评估提示问题

(1)(评估对象)是否留置导尿管(观察法)?

(2)您排尿存在困难吗?

(3)您能控制自己的小便吗?/您能管得住自己的小便吗?/您有在自己不知道的情况下把小便解在裤子里或床上的情况吗?

(4)如果控制不住小便,发生在白天还是晚上,一天大概有几次,一周大概有多少次呢?

(5)您一天有多少次小便?

(6)您需要用尿布、尿垫或小便壶吗?

(7)您用尿布、尿垫或小便壶的时候需要别人帮忙吗?

(8)需要他人口头指导或提醒吗?

(9)用尿布、尿垫或小便壶的时候大部分能自己操作,只有小部分需要别人帮忙,如准备或处理用物时?

(10)用尿布、尿垫或小便壶的时候大部分需要别人帮忙吗?

(11)您能配合他人帮您吗?如抬屁股。

5. 参考案例

评估对象情况	评估结果
老年人由于行动能力下降,照护者为了方便而采用直接穿纸尿裤、系尿袋等方式,老年人随时尿在尿垫上或尿袋里,询问老年人,老年人自述有排尿控制能力	4分
老年人由于排尿功能下降,没走到厕所就尿到裤子里,一周有一次以上,晚上用尿垫,能自己用	2分

6. 评估说明

在评估时需要综合考察老年人的排尿控制情况,从几个指标:问题、问题频率、帮助类型、帮助程度、导尿管的情况综合考量，尤其是问题频率和帮助程度，取功能障碍最重的项目作为评价结果。

（七）大便控制

1. 定义

控制和排出大便的能力。

2. 评分标准

得分	评分依据
4分	可正常自行控制大便排出
3分	有时出现（每周<1次）便秘或大便失禁，或自行使用开塞露、尿垫等辅助用物
2分	经常出现（每天<1次，但每周>1次）便秘或大便失禁，或他人少量协助使用开塞露、尿垫等辅助用物
1分	大部分时间均出现（每天≥1次）便秘或大便失禁，但尚非完全失控，或他人大量协助使用开塞露、尿垫等辅助用物
0分	严重便秘或者完全大便失禁，需要依赖他人协助排便或清洁皮肤

3. 评估指标点

（1）人工肛门：老年人因治疗需要在腹壁上做一个开口，随后将一段肠管拉出腹腔外并将肠管开口固定在腹壁上，用于排泄大便。

（2）问题：便秘——指排便次数减少，同时排便困难、粪便干结。正常人每日排便1~2次或1~2日排便1次，便秘患者每周排便少于3次，并且排便费力，粪质硬结、量少；大便失禁——指大便及气体不能随意控制，不自主地流出肛门外。

（3）问题频率：便秘或大便失禁发生的频率。

（4）帮助类型：当发生大便失禁问题时，他人协助使用尿布、尿垫、纸尿裤；当发生便秘问题时，他人协助使用开塞露或人工取便；老年人因为行动不便需他人协助在床上使用便器。

（5）帮助程度：指实现排便的最低帮助程度。①需要他人监护、提醒、指导；②主要由老年人自己使用开塞露，或者自己使用尿布、尿垫、纸尿裤等辅助用品，仅需他人提供少量协助；③主要由照护人员使用开塞露，或者自己使用尿布、尿垫、纸尿裤等辅助用品，老年人可协助部分完成；④他人给予完全帮助，老年人能配合；⑤他人给予完全帮助，老年人无法配合。

4. 评估提示问题

（1）（评估对象）是否有人工肛门（观察法）？

（2）您能控制自己的大便吗？/您能管得住自己的大便吗？

（3）您有便在裤子里的情况吗？一周大概有多少次呢？

（4）您排便存在困难吗？/是否便秘？

（5）您在排便时需要用辅助用具吗？如尿布、尿垫或开塞露？

（6）需要他人帮助取便吗？

（7）您用尿布、尿垫或开塞露的时候需要别人帮忙吗？

（8）需要他人口头指导或提醒吗？

（9）用尿布、尿垫或开塞露的时候大部分能自己操作，只有小部分需要别人帮忙，如准备或处理用物时？

（10）用尿布、尿垫或开塞露的时候大部分需要别人帮忙，如垫尿垫或挤开塞露？

（11）您能配合他人帮您吗？如抬屁股。

5. 参考案例

评估对象情况	评估结果
老年人一周有 3 次以上大便拉到床上，需要照护者更换尿垫，老年人能略作配合	1 分
老年人由于大便干结，排便能力差，定期需要照护者人工取便	0 分

6. 评估说明

在评估时需要综合考察老年人的排便控制情况，从几个指标：问题、问题频率、帮助类型、帮助程度、人工肛门的情况综合考量，尤其是问题频率和帮助程度，取功能障碍最重的项目作为评价结果。

（八）如厕

1. 定义

上厕所排泄大小便，并清洁身体的能力。注：评估中强调排泄前解开裤子、完成排泄后清洁身体、穿上裤子的能力。

2. 评分标准

得分	评分依据
4 分	独立完成，不需要他人协助
3 分	在他人指导或提示下完成
2 分	需要他人协助，但以自身完成为主
1 分	主要依靠他人协助，自身能给予配合
0 分	完全依赖他人协助，且不能给予配合

3. 评估指标点

（1）完成程度：包括如下几种情况。①完全能独立完成；②需他人协助到厕所或准备如厕手纸；③需要他人脱裤子、擦屁股、穿上裤子、冲水。

（2）帮助程度：指实现如厕的最低帮助程度。①需要他人监护、提醒、指导；②需要他人协助，以自身完成为主；③主要依赖他人帮助，自身能配合；④他人给予完全帮助，老年人无法配合。

4. 评估提示问题

（1）您（评估对象）自己能独立上厕所吗？包括解开裤子、解大/小便、擦干净、穿上裤子、冲水。

（2）您能自己独立使用便盆及尿壶大小便吗？

（3）如果不能独立上厕所，需要别人给您怎样的帮助呢？

（4）您上厕所的时候需要别人看着或者提醒吗？

（5）您上厕所大部分能自己完成，小部分需要帮忙吗？比如需他人帮忙整理衣裤、坐上/蹲上便器。

（6）别人帮您上厕所的时候您能配合吗？

5. 参考案例

评估对象情况	评估结果
老年人卧床，无法行走到厕所大小便，但能自己取用床上便器排便排尿，需要照护者帮忙倾倒	2分
老年人能去厕所大小便，但自己解不开裤带，需要照护者解裤带，在照护者单手搀扶下能坐到厕所上解大小便，解完后需要照护者帮忙擦屁股，需要照护者帮忙系上裤带，老年人能自己冲水	2分

6. 评估说明

如厕项目的评估包括去厕所和在床上使用便器，主要看他人的帮助程度。在评估时注意考察操作全流程：排泄前解开裤子、完成排泄后清洁身体、穿上裤子，冲水。

五、基础运动能力的二级指标

（一）床上体位转移

1. 定义

卧床翻身及坐起躺下。

2. 评分标准

得分	评分依据
4分	独立完成，不需要他人协助
3分	在他人指导或提示下完成
2分	需要他人协助，但以自身完成为主
1分	主要依靠他人协助，自身能给予配合
0分	完全依赖他人协助，且不能给予配合

3. 评估指标点

（1）完成程度：完全能独立完成；需他人协助。

（2）风险：翻身后是否能保持体位；坠床。

（3）辅具：翻身床单、楔形垫、翻身护理床、电动起身器、移位机等辅助老年人床上翻身器具，护理床、可调靠架、起身绳梯、床旁护栏等辅助老年人床上坐起及躺下器具。

（4）帮助程度：指实现床上体位转移的最低帮助程度。①需要他人监护、提醒、指导；②需要他人协助，以老年人自身完成为主；③主要依赖他人帮助，老年人自身能配合；④他人给予完全帮助，老年人无法配合。

4. 评估提示问题

（1）您（评估对象）可以自己在床上进行体位转移吗？包括床上翻身和床上坐起及躺下。

（2）您需要用翻身护理床、床旁护栏等辅助工具吗？

（3）您如何使用翻身护理床、床旁护栏等辅助工具？

（4）您在床上进行体位转移的时候容易坠床吗？

（5）如果您不能自己在床上进行体位转移，需要别人给您怎样的帮助呢？

5. 参考案例

评估对象情况	评估结果
老年人能自己扶住床旁护栏，可以在床上翻身并坐起躺下，但有一定风险且行动缓慢，有时候照护者会帮忙搀扶，在搀扶下无风险	2分

6. 评估说明

该条目的评估包括三个项目：卧床翻身、卧床坐起、坐位躺下。需要分别进行评估，以其中功能障碍最重的条目为评估结果。

（二）床椅转移

1. 定义

从坐位到站位，再从站位到坐位的转换过程。包括自行坐起及独立坐稳，由床移至椅子或轮椅，使用刹车和移动脚踏板及其反向动作。

2. 评分标准

得分	评分依据
4 分	独立完成，不需要他人协助
3 分	在他人指导或提示下完成
2 分	需要他人协助，但以自身完成为主
1 分	主要依靠他人协助，自身能给予配合
0 分	完全依赖他人协助，且不能给予配合

3. 评估指标点

（1）完成程度：完全能独立完成；需他人协助。

（2）风险：坠床、摔倒。

（3）辅具：假肢、手杖、拐杖、助行器、移位机等辅助工具。

（4）帮助程度：指实现床椅转移的最低帮助程度。①需要他人监护、提醒、指导；②需要他人协助，以自身完成为主；③主要依赖他人帮助，自身能配合；④他人给予完全帮助，老年人无法配合。

4. 评估提示问题

（1）您（评估对象）可以自己从床上坐到椅子上吗？/您可以自己从床边移动到椅子上吗？

（2）您能自己从床上移到椅子或轮椅上吗？包括自行坐起及独立坐稳，由床移至椅子或轮椅，使用刹车和移动脚踏板吗？您能操作一下吗？

（3）您需要用假肢、拐杖、助行器、移位机等辅助工具吗？

（4）您如何使用假肢、拐杖、助行器、移位机等辅助工具？

（5）您从床上移到椅子上的时候容易摔倒、坠床吗？

（6）如果您不能自己从床上坐到椅子上，需要别人给您怎样的帮助呢？

5. 参考案例

评估对象情况	评估结果
老年人可以借助拐杖进行床椅转移，没有摔倒的风险，但需要别人提醒和监护	3分

6. 评估说明

评估中强调整个评估流程，自行坐起及独立坐稳，由床移至椅子或轮椅，使用刹车和移动脚踏板及其反向动作，在评估时要注重所有环节的逐一评估，以其中所需帮助最大的环节为最终评估结果。

（三）平地行走

1. 定义

以双脚交互的方式在地面行动，总是一只脚在前。注：包括他人辅助和使用辅助工具的步行。

2. 评分标准

得分	评分依据
4分	独立平地步行50米左右，不需要协助，无摔倒风险
3分	能平地步行50米左右，存在摔倒风险，需要他人监护或指导，或使用拐杖、助行器等辅助工具
2分	在步行时需要他人少量扶持协助
1分	在步行时需要他人大量扶持协助
0分	完全不能步行

3. 评估指标点

（1）完成程度：距离要求达到50米。完全能独立完成；需他人协助。

（2）风险：摔倒。

（3）辅具：手杖、拐杖、助行器、移位机、轮椅等辅助工具。

（4）帮助程度：指实现平地行走的最低帮助程度。①需要他人监护、提醒、指导；②需要一个人用单手帮助；③需要一个人用双手或者两个人各用一只手帮助；④他人给予完全帮助，老年人能配合；⑤他人给予完全帮助，老年人无法配合。

4. 评估提示问题

（1）您（评估对象）可以自己在平地上行走吗？

（2）您能自己在平地走 50 米吗？比如从房间到护士站走一个来回或者在房间里走一圈？

（3）您需要用手杖、拐杖、助行器、移位机、轮椅等辅助工具吗？

（4）您如何使用手杖、拐杖、助行器、移位机、轮椅等辅助工具？

（5）您平地行走的时候容易摔倒吗？

（6）如果您不能自己行走，需要别人给您怎样的帮助呢？

5. 参考案例

评估对象情况	评估结果
老年人可以独立行走，但是距离不超过 50 米	3分
老年人可以独立行走，但存在摔倒的风险，照护者出于安全考虑，不让其行走，或者总是搀扶其行走	3分
老年人以前需要两个人架起来才能行走，自身能稍配合，但很长时间没有下地了，所有操作都在床上进行	1分

6. 评估说明

老年人身体功能下降，但可以借助辅具完成行走，而在辅具当中，不同辅具所能够替代的功能有所不同，需要考察老年人目前所使用的辅具，并尽可能让老年人操作，进行客观评估。

（四）上下楼梯

1. 定义

双脚交替完成楼梯台阶连续的上下移动。要求连续上下 10~15 个台阶。

2. 评分标准

得分	评分依据
3分	可独立上下楼梯（连续上下 10~15 个台阶），不需要协助
2分	在他人指导或提示下完成
1分	需要他人协助，但以自身完成为主
0分	主要依靠他人协助，自身能给予配合；或者完全依赖他人协助，且不能给予配合

3. 评估指标点

（1）完成程度：要求连续上下 10~15 个台阶。完全能独立完成；需他人协助。

（2）风险：摔倒。

（3）辅具：楼梯扶手、倚靠墙壁、手杖、拐杖、助行器等外界支撑，或移位机、爬楼机等辅助工具。

（4）帮助程度：指实现上下楼梯的最低帮助程度。①需要他人监护、提醒、指导；②需要他人协助，以老年人自身完成为主；③主要依赖他人帮助，老年人自身能配合；④他人给予完全帮助，老年人无法配合。

4. 评估提示问题

（1）您（评估对象）可以独立上下楼梯吗？

（2）您能自己连续上下 10~15 个台阶吗？

（3）您需要用楼梯扶手、倚靠墙壁、手杖、拐杖、助行器等外界支撑，或移位机、爬楼机等辅助工具吗？

（4）您上下楼梯的时候容易摔倒吗？

（5）如果您不能自己上下楼梯，需要别人给您怎样的帮助呢？

5. 参考案例

评估对象情况	评估结果
老年人平时不走楼梯，而是乘坐电梯上下楼，在乘坐电梯时不需要辅助，没有风险，也不需要照看	需要根据上下台阶的情况进一步判断
老年人上楼梯时不需要帮助，也不借助辅具，但下楼梯时担心摔倒，需要扶着扶手下楼梯	3分
老年人上下楼梯时需一侧手扶着扶手，另一侧还需人单手搀扶，才能上下台阶	1分

6. 评估说明

该项目的评估不包括电梯，所以乘坐电梯不作为评估结果，但借助爬楼机上下楼梯的情况可以作为评估结果。老年人在上下楼梯时包括两个环节考察，上楼梯和下楼梯，要求以功能障碍最重的环节为最终评估结果。

六、精神状态的二级指标

（一）时间定向

1. 定义

知道并确认时间的能力。

2. 评分标准

得分	评分依据
4分	时间观念（年、月）清楚，日期（或星期几）可相差一天
3分	时间观念有些下降，年、月、日（或星期几）不能全部分清（相差两天或以上）
2分	时间观念较差，年、月、日不清楚，可知上半年或下半年或季节
1分	时间观念很差，年、月、日不清楚，可知上午、下午或白天、夜间
0分	无时间观念

3. 评估指标点

（1）年份。

（2）月份。

（3）季节。

（4）日期。

（5）一天的时段。

4. 评估提示问题

（1）今天是哪一年？几月？几日？周几？

（2）现在是上半年还是下半年？

（3）现在是什么季节？

（4）现在是上午、下午或白天、晚上？

5. 参考案例

评估对象情况	评估结果
老年人可借助时间指示工具，如日历、手表等判断时间	4分
老年人回答年份正确，月份回答错误，日期相差2天	3分

6. 评估说明

在对老年人进行评估时，通过提问老年人对当下时间状况的判断，综合考察老年人的时间定向能力。

（二）空间定向

1. 定义

知道并确认空间的能力。

2. 评分标准

得分	评分依据
4分	能在日常生活范围内单独外出，如在日常居住小区内独自外出购物等
3分	不能单独外出，但能准确知道自己日常生活所在地的地址信息
2分	不能单独外出，但知道较多有关自己日常生活的地址信息
1分	不能单独外出，但知道较少自己居住或生活所在地的地址信息
0分	不能单独外出，无空间观念

3. 评估指标点

（1）室内。

（2）房间。

（3）楼层。

（4）楼栋。

（5）小区内。

（6）小区外。

4. 评估提示问题

（1）您（评估对象）平时可自行前往厕所吗？

（2）您住哪里？

（3）现在我们在什么地方？／这是哪里？

（4）现在我们在第几层楼？

（5）平时您能出门在小区内活动吗？

（6）您知道小区内买菜的路线吗？

（7）您知道怎么去您儿子/女儿家吗？

（8）您还能独立到小区外的地方活动找回家吗？

（9）您还能独立到小区内的地方活动找回家吗？

5. 参考案例

评估对象情况	评估结果
老年人知道自己的住址，能在小区内行动，出了小区容易迷路，但可以参考地图或手机导航回家	4分
老年人能够详细知道自己所处的地址，但由于身体原因或其他原因，从不下楼，更不出小区	3分
老年人空间定向差，仅能知道少量自己所处的地址，需要照护者陪同下楼到小区活动	1分

6. 评估说明

在对老年人进行评估时，通过提问老年人对和自己日常生活相关的场所地址的判断，及其地点定位能力，综合考察老年人的空间定向能力。

(三) 人物定向

1. 定义

知道并确认人物的能力。

2. 评分标准

得分	评分依据
4分	认识长期共同一起生活的人，能称呼并知道关系
3分	能认识大部分共同生活居住的人，能称呼或知道关系
2分	能认识部分日常同住的亲人或照护者等，能称呼或知道关系等
1分	只认识自己或极少数日常同住的亲人或照护者等
0分	不认识任何人（包括自己）

3. 评估指标点

(1) 自己。

(2) 照护者。

(3) 家人。

(4) 常往来熟人。

(5) 不常往来熟人。

(6) 陌生人。

4. 评估提示问题

(1) 您（评估对象）叫什么名字？

(2) 平常由谁照护您？（指着照护者）您知道他/她是谁吗？

(3) 您有几个子女？您说得出他们的名字吗？

(4) 您对经常来往的子女还能认出吗？

(5) 您对经常来往的朋友或亲属还能认出吗？

(6) 您现在如果遇到以前的同事或不常来往的老朋友，您还能认出他们吗？

(7) 您兄弟姐妹的孩子跟您是什么关系？

(8) 您看我（陌生人）多少岁？

5. 参考案例

评估对象情况	评估结果
老年人由于记忆力下降，记不清以前的朋友同事，但对目前周围的人能够明确其关系和称呼	3分

6. 评估说明

在对老年人进行评估时，通过提问老年人对和自己日常生活相关的人物的判断，综合考察老年人的人物定向能力。

(四) 记忆

1. 定义

短时、近期和远期记忆能力。

2. 评分标准

得分	评分依据
4分	总是能保持与社会、年龄所适应的记忆能力，能完整地回忆
3分	出现轻度的记忆紊乱或回忆不能（不能回忆即时信息，3个词语经过5分钟后仅能回忆0~1个）
2分	出现中度的记忆紊乱或回忆不能（不能回忆近期记忆，不记得上一顿饭吃了什么）
1分	出现重度的记忆紊乱或回忆不能（不能回忆远期记忆，不记得自己的老朋友）
0分	记忆完全紊乱或者完全不能对既往事物进行正确的回忆

3. 评估指标点

（1）近期记忆：回忆最近发生的事情，老年人在记忆下降时通常较早丧失。

（2）远期记忆：回忆过去的经历、人、事，老年人在记忆下降时通常较晚丧失。

（3）记忆紊乱程度。

4. 评估提示问题

（1）我说三样东西，请重复一遍，并记住，一会儿会再问您："苹果、手表、国旗。"待老人复述正确后再经过 5~10 分钟，"现在请您告诉我，刚才我要您记住的三样东西是什么？"

（2）您上顿饭吃了什么？（与照护者核实回答准确性）

（3）您昨晚吃了什么？（与照护者核实回答准确性）

（4）您之前是做什么工作的？（与家人或照护者核实回答准确性）

（5）您记得自己的老朋友吗？（与家人或照护者核实回答准确性）

（6）（观察）老人记忆完全紊乱吗？

5. 参考案例

评估对象情况	评估结果
老年人在 3 个词语的考察时仅能记住 1 个，能记忆上一顿饭，也能记住老朋友	3 分
老年人在 3 个词语的考察时 1 个也记不住，不记得上一顿饭，能记住老朋友	2 分

6. 评估说明

由于老年人记忆丧失的顺序，短时记忆差于近期记忆，近期记忆差于远期记忆。在考察时先考察短时记忆，即先考察 3 个词语，如果 3 个词语完全记住则不需考察其他问题，如果记不住再进一步考察近期记忆，同理远期记忆。

3 个词语可以不是上述问题中的词语，但要求是不同类名词。第一次提问要求老年人逐一复述，保证老年人听到，第二次才是对短期记忆的考察。

（五）理解能力

1. 定义

理解语言信息和非语言信息的能力（可借助平时使用助听设备等），即理解别人的话。

2. 评分标准

得分	评分依据
4 分	能正常理解他人的话
3 分	能够理解他人的话，但需要增加时间
2 分	理解有困难，需频繁重复或简化口头表达
1 分	理解有严重困难，需要大量他人帮助
0 分	完全不能理解他人的话

3. 评估指标点

（1）完成程度：能否正常理解他人的意思。

（2）帮助程度：能够实现理解的最低帮助程度。帮助程度从轻到重：①花费更长的时间理解别人的话；②多次重复或简单话语才能理解；③别人反复解释或帮助才能理解；④完全不能理解。

4. 评估提示问题

（1）评估对象能完全正确理解对方表达的意思吗？（通过评估过程中与评估对象交流情况判断）

（2）评估对象需要如何才能理解别人的话？（根据前面评估时交流情况判断）

5. 参考案例

评估对象情况	评估结果
老年人对他人语言仅能理解个大概，需要他人频繁重复或换一种表达才能稍作理解	2 分
老年人仅能理解照护者的意思，评估员的问题需要经过照护者转述老年人才能理解	1 分

6. 评估说明

在该项目的评估中，不需要单独评估，通过对前面条目的评估结果可以判断老年人的理解力状况。

（六）表达能力

1. 定义

表达信息能力——包括口头的和非口头的，即表达自己的想法。

2. 评分标准

得分	评分依据
4分	能正常表达自己的想法
3分	能表达自己的需要，但需要增加时间
2分	表达需要有困难，需频繁重复或简化口头表达
1分	表达有严重困难，需要大量他人帮助
0分	完全不能表达需要

3. 评估指标点

（1）完成程度：能否正常表达自己的想法。

（2）帮助程度：能够实现表达的最低帮助程度。帮助程度从轻到重：①花费更长的时间表达自己的意思；②通过多次重复或用简单话语表达自己的意思；③在别人帮助下才能表达自己的意思；④完全无法表达自己的意思。

4. 评估提示问题

（1）评估对象能正常通过语言或特定非语言准确表达完整的意思吗？（通过评估过程中与评估对象交流情况判断）

（2）评估对象如何才能表达自己的意思？（根据前面评估时交流情况判断）

5. 参考案例

评估对象情况	评估结果
老年人表达时词不达意，沉浸在自己的世界里自言自语，需要被打断才能继续表达刚才的问题	1分

6. 评估说明

在该项目的评估中，不需要单独评估，通过对前面条目的评估结果可以判断老年人的表达力状况。在表达的时候不限于语言表达，语言障碍者可以采用

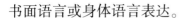

书面语言或身体语言表达。

(七) 攻击行为

1. 定义

身体攻击行为（如打/踢/推/咬/抓/摔东西）和语言攻击行为（如骂人、语言威胁、尖叫）。注：长期的行为状态。

2. 评分标准

得分	评分依据
1分	未出现
0分	近一个月内出现过异常行为

3. 评估指标点

(1) 身体攻击行为：打、踢、推、咬、抓、摔东西。

(2) 语言攻击行为：骂人、语言威胁、尖叫。

(3) 持续时间：要求持续6个月以上。

4. 评估提示问题

(1) 评估对象一个月内有过身体攻击行为吗？比如打、踢、推、咬、抓、摔东西。

(2) 评估对象一个月内有过语言攻击行为吗？比如骂人、语言威胁、尖叫。

5. 参考案例

评估对象情况	评估结果
老年人入住养老机构后，仅在刚进入机构不适应时出现过上述攻击行为，之后几年就再也没有过了	1分

6. 评估说明

攻击行为的要求是长期行为状态，持续6个月以上，如果仅因为特殊原因偶然出现过，不属于存在攻击行为。老年人多数存在隐瞒的情况，不愿意吐露攻击相关表现，需要通过照护者核实。

（八）抑郁症状

1. 定义

存在情绪低落、兴趣减退、活力减退等症状；甚至出现妄想、幻觉、自杀观念或自杀行为。注：长期的负性情绪。

2. 评分标准

得分	评分依据
1分	未出现
0分	近一个月内出现过负性情绪

3. 评估指标点

（1）抑郁表现：情绪低落、兴趣减退、活力减退、自杀观念。

（2）精神症状：妄想、幻觉。

（3）抑郁行为：自残、自杀行为。

（4）持续时间：要求持续 6 个月以上。

4. 评估提示问题

（1）评估对象一个月内有过情绪低落、兴趣减退、活力减退等表现吗？

（2）您（评估对象）一个月内有过妄想、幻觉吗？

（3）您（评估对象）一个月内有过自杀想法吗？

（4）评估对象一个月内有过自残、自杀行为吗？

5. 参考案例

评估对象情况	评估结果
老年人询问时表达自己从未出现过，但据照护人员反馈时常出现情绪低落、兴趣减退、活力减退的表现	0分

6. 评估说明

抑郁症状的要求是长期行为状态，持续 6 个月以上，如果仅因为特殊原因如丧偶、思念子女偶然出现过，不属于存在抑郁症状。老年人多数存在隐瞒的情况，不愿意吐露抑郁相关表现，需要通过照护者核实。

（九）意识水平

1. 定义

机体对自身和周围环境的刺激作出应答反应的能力程度，包括清醒和持续的觉醒状态。注：处于昏迷状态者，直接评定为完全失能。

2. 评分标准

得分	评分依据
2分	神志清醒，对周围环境能作出正确反应
1分	嗜睡，表现为睡眠状态过度延长。当呼唤或推动老年人的肢体时可唤醒，并能进行正确的交谈或执行指令，停止刺激后又继续入睡；意识模糊，注意力涣散，对外界刺激不能清晰地认识，空间和时间定向力障碍，理解力迟钝，记忆力模糊和不连贯
0分	昏睡，一般的外界刺激不能使其觉醒，给予较强烈的刺激时可有短时的意识清醒，醒后可简短回答提问，当刺激减弱后又很快进入睡眠状态；昏迷：意识丧失，随意运动丧失，呼之不应，对一般刺激全无反应

3. 评估指标点

老年人意识状态。

4. 评估提示问题

（通过呼叫评估对象观察其反应）爷爷/奶奶您好！我来看看您！

5. 参考案例

评估对象情况	评估结果
老年人由于患有失智症而神志不清、意识障碍，表现症状既不嗜睡也不昏迷、昏睡	1分

6. 评估说明

在对意识状态评估时，如果评估员无法判断，可以借助患者病历等医学诊断。

七、感知觉与社会参与的二级指标

（一）视力

1. 定义

感受存在的光线并感受物体的大小、形状的能力。在个体的矫正后的最好视力状态下进行评估。

2. 评分标准

得分	评分依据
2分	视力正常
1分	能看清楚大字体，但看不清书报上的标准字体；视力有限，看不清报纸大标题，但能辨认物体
0分	只能看到光、颜色和形状；完全失明

3. 评估指标点

（1）视力程度。由好到坏：标准字体>大字体>物体>形状/颜色>光线。

（2）辅具：眼镜、老花镜、放大镜。

4. 评估提示问题

（1）您（评估对象）看书报要戴眼镜吗？如果戴，请老人戴上眼镜。

（2）拿一本书给老人看："您能看清正文里的字吗？您读一下。"

（3）您能看清书皮或标题上的大字吗？您读一下。

（4）指着一样东西："您看得见这是什么吗？"

（5）指着一个东西："您知道这个东西的颜色和形状吗？"

（6）您能看到光吗？

5. 参考案例

评估对象情况	评估结果
老年人戴上眼镜后能看清标准字体，没有眼镜的情况下仅能看清大字体	2分

6. 评估说明

要求在最好的矫正视力下进行评估，视力考察能力顺序是标准字体>大字体>物体>形状/颜色>光线，先考察标准字体，如果看不清再往下评估。

（二）听力

1. 定义

能辨别声音的方位、音调、音量和音质的有关能力（可借助平时使用助听设备等）。

2. 评分标准

得分	评分依据
2分	听力正常
1分	在轻声说话或说话距离超过2米时听不清；正常交流有些困难，需在安静的环境或大声说话才能听到
0分	讲话者大声说话或说话很慢，才能部分听见；完全失聪

3. 评估指标点

（1）听力程度。

（2）辅具：助听器。

4. 评估提示问题

（1）您（评估对象）戴助听器吗？如果戴，请老人戴上助听器。

（2）（通过与老人沟通交流来判断），当轻声说话或说话距离超过2米的时候老人听得清吗？

（3）（判断）用正常音量说话或者距离在2米以内的时候老人听得清吗？

（4）（判断）在安静的环境下老人听得清吗？或大声说话的时候老人听得清吗？

（5）（判断）在重复说话或说话很慢的时候，老人听得清吗？

5. 参考案例

评估对象情况	评估结果
家人未给老年人佩戴助听器，老年人听力严重下降，需要他人在耳边大声说话才能听见几个字	0分

6. 评估说明

要求在最好的矫正听力下进行评估。该项目无须单独评估，根据评估过程来判断。

（三）执行日常事务

1. 定义

计划、安排并完成日常事务，包括但不限于洗衣服、小金额购物、服药管理。

2. 评分标准

得分	评分依据
4分	能完全独立计划、安排和完成日常事务，无须协助
3分	在计划、安排和完成日常事务时需要他人监护或指导
2分	在计划、安排和完成日常事务时需要少量协助
1分	在计划、安排和完成日常事务时需要大量协助
0分	完全依赖他人进行日常事务

3. 评估指标点

（1）完成程度：完全能独立完成；需他人协助。

（2）辅具：洗衣机、计算器、（智能）药盒等辅助工具。

（3）帮助程度：指执行日常事务的最低帮助程度。①需要他人监护、提醒、指导；②以老年人自己完成计划、安排和完成日常事务等活动为主，但需要他人从旁少量协助；③以他人帮助老年人为主，老年人自己完成为辅，进行计划、安排和完成日常事务等活动；④他人给予老年人帮助完成计划、安排和完成日常事务等活动，老年人能配合；⑤他人给予完全帮助，老年人无法配合。

4. 评估提示问题

（1）您（评估对象）可以自己计划、安排和完成日常事务吗？包括洗衣服、小金额购物、服药。

（2）您需要用洗衣机、计算器、（智能）药盒等辅助工具吗？

（3）您如何使用洗衣机、计算器、（智能）药盒等辅助工具？

（4）如果您不能执行日常事务，需要别人给您怎样的帮助呢？

5. 参考案例

评估对象情况	评估结果
老年人无法洗衣服，需要他人帮忙洗衣服，但能够买东西，也能自行服药	0分

6. 评估说明

执行日常事务包括3个项目的评估：洗衣服、买东西找零钱、服药，需要分别进行评估，按照功能障碍最重的项目作为评估结果。执行日常事务属于工具性日常生活活动能力的评估，这部分功能往往最先丧失，通常作为社区老年人功能评估内容。

（四）使用交通工具外出

1. 定义

往返乘坐交通工具外出。包括骑车、乘坐公共交通工具（公交车、地铁、出租车等）和私家车。

2. 评分标准

得分	评分依据
3分	能自己骑车或搭乘公共交通工具外出
2分	能自己搭乘出租车，但不会搭乘其他公共交通工具外出
1分	当有人协助或陪伴，可搭乘公共交通工具外出
0分	只能在他人协助下搭乘出租车或私家车外出；完全不能出门，或者外出完全需要协助

3. 评估指标点

（1）交通工具类型：各类交通工具对老年人能力要求从高到低：骑车>搭乘其他公共交通工具>搭乘出租车>搭乘私家车。

（2）帮助程度：完成使用交通工具外出的最低帮助程度。①需要他人协助或陪伴才能搭乘公共交通工具；②需要他人协助搭乘出租车或私家车；③无法出门。

（3）风险：走失、摔倒。

4. 评估提示问题

（1）您（评估对象）能骑车外出吗？

（2）您能乘坐公交车、地铁等公共交通工具吗？需要别人帮助吗？

（3）您能乘坐出租车外出吗？需要别人帮助吗？

（4）您能乘坐私家车外出吗？需要别人帮助吗？

（5）您完全无法出门吗？

（6）您坐车出门时有没有摔倒风险？有没有走失风险？

5. 参考案例

评估对象情况	评估结果
老年人无法乘坐公交车，但在他人陪伴下可以乘坐出租车或私家车	0分

6. 评估说明

使用交通工具外出属于工具性日常生活活动能力评估范围，老年人在功能丧失时，先丧失自己骑车能力，之后是乘坐公交车能力，最后是搭乘出租车或私家车能力。

（五）社会交往能力

1. 定义

指参与社会，能觉察他人情绪意向，有效地理解他人和善于同他人交际的能力。

2. 评分标准

得分	评分依据
4 分	参与社会，对社会环境有一定的适应能力，待人接物恰当
3 分	能适应单纯环境，主动接触他人，初见面时难让人发现智力问题，不能理解隐喻语
2 分	脱离社会，可被动接触，不会主动待人，谈话中很多不适词句，容易上当受骗
1 分	勉强可与他人接触，谈吐内容不清楚，表情不恰当
0 分	不能与人交往

3. 评估指标点

（1）社会参与能力：老年人在社会上参与社会活动。

（2）人际交往能力：老年人保持较好的人际关系和在社会上与其他人进行交往的能力。

4. 评估提示问题

（1）您（评估对象）平时和其他人一起聊天/下棋吗？

（2）您觉得和他人交流起来有困难吗？

（3）（观察）老年人能否正常接触他人？

5. 参考案例

评估对象情况	评估结果
老年人由于性格原因不愿意参加社会活动，但能够和陌生人相处，待人接物恰当	4 分

6. 评估说明

该项目的评估可以通过评估员和老年人相处情况或观察老年人和其他人的相处情况直接判断结果。

八、增项[①]

(一) 非步行移动

1. 评分标准

得分	评分依据
0分	个体能够独立地使用轮椅（或电动车）从 A 地移动到 B 地
1分	个体使用轮椅（或电动车）从 A 地移动到 B 地时需要监护或指导
2分	个体使用轮椅（或电动车）从 A 地移动到 B 地时需要少量接触式帮助
3分	个体使用轮椅（或电动车）从 A 地移动到 B 地时需要大量接触式帮助
4分	个体使用轮椅（或电动车）时完全依赖他人

2. 评估提示问题

（1）您可以自己使用轮椅（或电动车）从 A 地移动到 B 地吗？

（2）如果您不能自己使用轮椅（或电动车）从 A 地移动到 B 地，需要别人给您怎样的帮助？需要几个人帮助呢？

（3）您需要依靠别人使用轮椅（或电动车）从 A 地移动到 B 地的时候容易摔倒吗？

(二) 活动耐力

1. 评分标准

得分	评分依据
0分	正常完成日常活动，无疲劳
1分	正常完成日常活动轻度费力，有疲劳感
2分	完成日常活动比较费力，经常疲劳
3分	完成日常活动十分费力，绝大多数时候都很疲劳
4分	不能完成日常活动，极易疲劳

---

① 为了同步输出卫健委《老年综合评估》的结果，以下 5 个指标作为增项补充评估。由于卫健委《老年综合评估》评估指标的评分原则与《老年人能力评估规范》国家标准不一致，按照 84~86 页表格中评分标准输出卫健委《老年综合评估》的补充指标评分。

2. 评估提示问题

（1）您能完成日常活动吗？比如遛弯、洗漱、做简单家务如扫地。

（2）您平时活动的时候费力吗？

（3）您经常感觉累吗？

（三）服用药物

1. 评分标准

得分	评分依据
0分	自己能在正确的时间服用正确的药物
1分	在他人的语言指导下或照看下能够完成
2分	如果事先准备好服用的药物分量，可自行服药
3分	主要依靠帮助服药
4分	完全不能自行服用药物

2. 评估提示问题

（1）您能自己独立服用药物吗？在正确的时间服用正确的药物。

（2）如果不能独立服用药物，需要别人给您怎样的帮助呢？

（四）强迫行为

1. 评分标准

得分	评分依据
0分	无强迫症状（如反复洗手、关门、上厕所等）
1分	每月有1~2次强迫行为
2分	每周有1~2次强迫行为
3分	过去3天里出现过一两次
5分	过去3天里天天出现

2. 评估提示问题

（1）评估对象有过强迫症状吗？比如反复洗手、关门、上厕所等。

（2）评估对象出现强迫症状的频率。

（五）财务管理

1. 评分标准

得分	评分依据
0分	金钱的管理、支配、使用，能独立完成
1分	因担心算错，每月管理约1000元
2分	因担心算错，每月管理约300元
3分	接触金钱机会少，主要由家属代管
5分	完全不接触金钱等

2. 评估提示问题

（1）您（评估对象）能独立管理、支配、使用金钱吗？

（2）您能独立管理多少钱？

（3）您完全不接触金钱吗？

第二章　附录信息的说明

一、基本信息

采集老年人的基本信息是开展老年人能力评估的第一步，基本信息包括评估信息、疾病诊断和用药情况、健康相关问题几个部分。评估信息包括评估编号、日期、评估原因，评估对象基本信息，信息提供者及联系人信息，用于记录评估背景资料，是建立老年人能力评估档案的基础。疾病诊断和用药情况包括老年人目前所患疾病及长期服用药物的情况。健康相关问题包括意识、皮肤、疼痛、进食、营养等体现老年人能力状况的信息，与老年人照护情况密切相关。疾病诊断和用药情况、健康相关问题的部分条目还涉及老年人能力等级的变更。如实、准确地采集老年人能力评估基本信息至关重要。

二、评估信息

评估信息包括评估信息表、评估对象基本信息表和信息提供者及联系人信息表3个部分。

（一）评估信息表

包括评估编号、评估基准日期和评估原因3个条目。其中评估原因包括接受服务前初评、接受服务后的常规评估、状况发生变化后的即时评估、因评估结果有疑问进行的复评和其他。

表1　评估信息表

1.1 评估编号	□□□□□□□□
1.2 评估基准日期	□□□□年 □□月 □□日
1.3 评估原因	1. 接受服务前初评 2. 接受服务后的常规评估 3. 状况发生变化后的即时评估 4. 因评估结果有疑问进行的复评 5. 其他_____

（二）评估对象基本信息表

评估对象基本信息包括姓名、性别、出生日期、身高、体重、民族、宗教信仰、公民身份证号码、文化程度、居住情况、婚姻状况、医疗费用支付方式、经济来源、近30天内照护风险事件14个条目。其中1~13个条目为评估对象一般资料，询问评估对象或照护者如实填写。第14个条目近30天内照护风险事件包括跌倒、走失、噎食、自杀/伤等。如果近30天内发生过2次及以上照护风险事件（如跌倒、走失、噎食、自杀/伤等），需要在原有能力级别上提高一个等级。

1. 跌倒

（1）定义。跌倒是指突发、不自主、非故意的体位改变，倒在地上或更低的平面上。按照国际疾病分类（ICD-10）对跌倒的分类，跌倒包括以下两类：①从一个平面至另一个平面的跌落；②同一平面的跌倒。

（2）评估意义。中国疾病监测系统数据显示，跌倒已经成为我国65岁及以上老年人因伤致死的首位原因。因受伤到医疗机构就诊的老年人中，一半以上是因为跌倒。老年人发生创伤性骨折的主要原因也是跌倒。跌倒是老年人常见的健康问题，据报道，每年约有30%的65岁及以上的老年人发生跌倒，而且跌倒的发生比例随着年龄的增长而增加，80岁及以上的老年人跌倒的年发生率可高达50%。

（3）询问话语：

• 评估对象近一个月是否发生过跌倒？

• 评估对象近一个月发生过几次跌倒？

2. 走失

（1）定义。走失是指出去后迷了路，回不到原地或下落不明。老年人走失，主观上有两种状态：一种是主观有意自愿走失，另一种是主观不愿意无意识走失。前者老年人主观自愿有意识的走失比例较小，后果一般不太严重。后者是指身体有病或患有精神疾病及失智症的老年人非自愿走失。这类老年人走失主要是由老年人身体疾病和失智症、迷路、记忆不清所致。

（2）评估意义。《中国老年人走失状况白皮书》调查数据显示，每年全国走失老人约有 50 万，而平均每天就约有 1370 名老人走失、迷路，精神疾病和失智症是老人走失的重要原因。接受过救助的走失老人中，约有 25% 的老人会出现再次走失。

（3）询问话语：

- 评估对象近一个月是否发生过走失？
- 评估对象近一个月发生过几次走失？

3. 噎食

（1）定义。噎食是指食物堵塞声门或气管引起的窒息，如堵塞造成气道部分狭窄，出现频繁或持续而剧烈的呛咳；如噎食造成气道的完全堵塞，常出现严重的呼吸困难、三凹征、发绀等凶险的窒息征兆。

（2）评估意义。老年人由于生理因素、疾病因素等影响，存在吞咽障碍，容易引起噎食、误吸，若不能及时处理，可使老年人很快失去意识、心跳呼吸停止而死亡。噎食是老年人猝死的常见原因之一，有较大的照护风险。

（3）询问话语：

- 评估对象近一个月是否发生过噎食？
- 评估对象近一个月发生过几次噎食？

4. 自杀/伤

（1）定义。自伤指自己故意实施对自己躯体组织或器官的直接残害，但并无自杀观念，且不会导致生命结束的行为。自杀是有意识地、自愿并主动结束自己生命的行为，包括自杀欲念（有自杀的欲望尚未实施）、自杀行为或自杀未遂（已采取行动但未获成功）、自杀或自杀已遂（完成自杀已致死），自杀与精神障碍关系十分密切。

（2）评估意义。老年人由于精神心理、疾病等因素，可能存在自伤/杀行为。调查显示，我国老年人自杀死亡率高于其他人群，且老年自残/自杀就诊者里重度伤害比例高于其他人群。有自杀/伤行为的老年人存在非常大的安全隐患，严重增加照顾负担。

（3）询问话语：

- 评估对象近一个月是否发生过自杀/伤？

● 评估对象近一个月发生过几次自杀/伤？

5. 其他照护风险事件

记录近 30 天内其他照护风险事件及发生次数。

表 2　评估对象基本信息表

2.1 姓名		
2.2 性别	□男 □女	
2.3 出生日期	□□□□年 □□月 □□日	
2.4 身高	_____厘米	
2.5 体重	_____千克	
2.6 民族	□汉族 □少数民族：_____族	
2.7 宗教信仰	0. 无　1. 有_____　□	
2.8 公民身份证号码	□□□□□□□□□□□□□□□□□□	
2.9 文化程度	□文盲　□小学　□初中　□高中/技校/中专 □大学专科及以上　　□不详	
2.10 居住情况（多选）	□独居　　□与配偶/伴侣居住　　□与子女居住 □与父母居住 □与兄弟姐妹居住 □与其他亲属居住 □与非亲属关系的人居住　　□养老机构	
2.11 婚姻状况	□未婚 □已婚 □丧偶 □离婚 □未说明	
2.12 医疗费用支付方式（多选）	□城镇职工基本医疗保险　　□城乡居民基本医疗保险 □自费　□公务员补助　　□企业补充保险 □公费医疗及医疗照顾对象 □医疗救助 □大病保险	
2.13 经济来源（多选）	□退休金/养老金 □子女补贴 □亲友资助 □国家普惠型补贴 □个人储蓄　　□其他补贴	
2.14 近30天内照护风险事件	2.14.1 跌倒	□无　□发生过1次　□发生过2次　□发生过3次及以上
	2.14.2 走失	□无　□发生过1次　□发生过2次　□发生过3次及以上
	2.14.3 噎食	□无　□发生过1次　□发生过2次　□发生过3次及以上
	2.14.4 自杀/伤	□无　□发生过1次　□发生过2次　□发生过3次及以上
	2.14.5 其他	_____ □发生过1次 □发生过2次 □发生过3次及以上

（三）信息提供者及联系人信息表

信息提供者及联系人信息表包括信息提供者的姓名、信息提供者与老年人的关系、联系人姓名、联系人电话4个条目，需如实填写。

表3 信息提供者及联系人信息表

3.1 信息提供者的姓名	
3.2 信息提供者与老年人的关系	1. 本人　2. 配偶　3. 子女　4. 其他亲属　5. 雇佣照护者　6. 村居工作人员　7. 其他_____　□
3.3 联系人姓名	
3.4 联系人电话	

三、疾病诊断和用药情况

（一）疾病诊断

1. 概述

疾病诊断部分采用ICD-10疾病分类编码，列举了老年人常见慢性疾病以及对老年人能力有显著影响的其他疾病。老年人常见的慢性疾病包括高血压、冠心病、糖尿病、慢性阻塞性肺疾病、慢性肾衰竭、失智症等，对老年人能力有显著影响的疾病包括脑出血、脑梗死、骨折、白内障等。ICD-10疾病分类可与医院诊断对接，便于评估信息的采集。

2. 评估意义

随着年龄的增长，老年人罹患慢性病的种数增加，进而发生共病现象，严重影响老年人的能力状况，65岁及以上老年人中，86%至少患有1种慢性病，约有65%患有两种或两种以上的慢性病。慢性病共病是导致老年人身体功能衰退、生活质量下降、医疗服务利用率增加、疾病负担加重、残疾和死亡风险增加的重要原因。研究表明，慢性病共病种数是老年人综合能力状况的影响因素，老年人患慢性病种数越多，其总体失能的危险性越大。对疾病诊断的评估一方面为老年人能力评估提供背景资料，另一方面部分疾病诊断涉及能力等级变更。确诊为失智症（F00-F03）、精神科专科医生诊断的其他精神和行为障碍疾病（F04-F99），需在原有能力级别上提高一个等级。

3. 询问话语

● 评估对象是否确诊下列疾病？

● 评估对象是否能出具相关的诊断证明？

4. 注意事项

评估员应根据评估对象提供的医院诊断证明填写疾病情况，无需自行进行疾病判断。

（二）用药情况

1. 概述

填写评估对象长期服药情况，包括药物名称、服药方法、用药剂量和用药频率。

2. 评估意义

老年人常患有多种疾病，需要长期服用多种药物。多重用药一方面增加用药管理的负担，另一方面会带来多种不良反应增加跌倒等风险事件，增加了照护负担。

3. 询问话语

● 评估对象目前服用超过一个月的药物有哪些？

● 药物名称、服药方法、用药剂量和用药频率分别是？

表4　疾病诊断和用药情况表

4.1 疾病诊断（可多选）			
□高血压病 I10-I15；　□冠心病 I25；　□糖尿病 E10-E14；　□肺炎 J12-J18；□慢性阻塞性肺疾病 J44；□脑出血 I60-I62；　□脑梗死 I63；　□尿路感染（30 天内）；　□帕金森综合征 G20-G22；□慢性肾衰竭 N18-N19；　□肝硬化 K74；　□消化性溃疡 K20-K31；□肿瘤 C00-D48；　□截肢（6 个月内）；　□骨折（3 个月内）M84；□癫痫 G40；□甲状腺功能减退症 E01-E03；　□白内障 H25-H26；　□青光眼 H40-H42；□骨质疏松症 M80-M82；□失智症 F00-F03；　□其他精神和行为障碍 F04-F99；□其他（请补充）：_____			

4.2 用药情况（目前长期服药情况）			
	药物名称	服药方法	用药剂量	用药频率
1				
2				
3				
4				

四、健康相关问题

健康相关问题包括意识、皮肤、疼痛、进食、营养等体现老年人能力状况的信息，与老年人照护情况密切相关。

（一）压力性损伤

1. 定义

压力性损伤是皮肤和/或皮下软组织的局部损伤，通常发生在骨隆突处、与医疗或其他器械有关的部位。可以表现为完整的皮肤损伤或开放性溃疡，可能伴有疼痛感。损伤是由强烈和/或持续的压力或压力联合剪切造成的。

2. 评估意义

老年人为压力性损伤的好发群体，在老年患者中的发生率为3.34%，长期卧床患者中发生率高达23.9%，存在压力性损伤的患者死亡率增加4倍。失能老年人翻身、皮肤护理、营养补给等均需他人帮助，加上照护质量等诸多因素，都是可能导致压力性损伤发生的高危因素，压力性损伤又会进一步影响老年人的身体功能、降低生活质量、提高并发症发生率及病死率，并形成恶性循环。

3. 评估方法

（1）1期压力性损伤：不可褪色红斑。局部皮肤完整，出现指压不变白的红斑。肤色深可能没有明显压红，但颜色可能与周围皮肤不同。同时可能存在疼痛、温度或硬度的变化。此期颜色变化不包括紫色或栗色，这些变化提示可能存在深部组织压力性损伤。

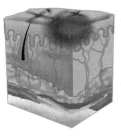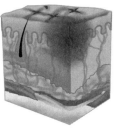

（2）2期压力性损伤：部分皮层缺失。部分皮层缺失伴随真皮层暴露。伤口创面有活性，呈粉色或红色、湿润，也可表现为完整的或破损的浆液性水疱。脂肪及深部组织未暴露。无肉芽组织、腐肉、焦痂。该期损伤往往是由于骨盆皮肤微环境破坏和受到剪切力，以及足跟受到的剪切力导致。

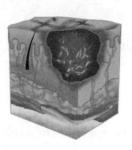

（3）3期压力性损伤：全层皮肤缺失。全层皮肤缺失，溃疡处可见脂肪、肉芽组织和边缘内卷。可见腐肉或焦痂。不同解剖位置组织损伤的深度存在差异；脂肪丰富的区域会发展成深部伤口。可能会出现潜行或窦道。无筋膜、肌肉、肌腱、韧带、软骨或骨暴露。如果腐肉或焦痂掩盖组织缺损的深度，则为不可分期压力性损伤。

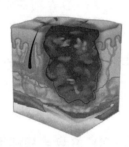

（4）4期压力性损伤：全层皮肤和组织损失。全层皮肤和组织损失，可见或可直接触及筋膜、肌肉、肌腱、韧带、软骨或骨头。可见腐肉或焦痂。常常会出现边缘内卷，窦道或潜行。不同解剖位置的组织损伤的深度存在差异。如果腐肉或焦痂掩盖组织缺损的深度，则为不可分期压力性损伤。

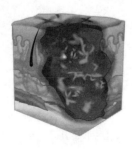

（5）不可分期的压力性损伤：全层皮肤和组织缺失，损伤程度被掩盖，全

层皮肤和组织缺失，由于被腐肉或焦痂掩盖，不能确认组织缺失的程度。只有去除足够的腐肉或焦痂，才能判断损伤是 3 期还是 4 期。缺血肢端或足跟的稳定型焦痂，表现为干燥、紧密黏附、完整无红斑和波动感，不应去除。

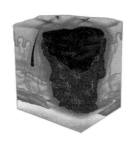

(二) 关节活动度

1. 定义

关节活动度是指关节活动的幅度和灵活性。关节活动主要有屈伸、内旋和外旋以及内收外展三类形式。每种运动形式都有一定活动范围。关节活动度受限是指关节运动时所通过的运动弧或转动的角度未达到最大值。

2. 评估意义

关节活动度也是运动功能评定中最基本、最重要的内容之一，与老年人的日常生活活动功能密切相关。

3. 评估方法

(1) 询问：

- 您有某处关节活动受限的情况吗？
- 关节活动受限是否影响您的日常生活活动？

(2) 观察：

- 上肢关节活动度评估：让评估对象手臂向前方、侧方上抬尽量举过头顶，再依次触摸头顶、嘴、对侧肩部、对侧腰部，手背贴背部尽量触及肩胛下，评估动作的完成度。

- 下肢关节活动度评估：让评估对象双脚分开站立与肩同宽，弯曲膝盖下蹲，评估其能否独立蹲下。

（三）伤口情况

1. 定义

伤口情况是指因机械或其他因素所致的组织破损，包括擦伤、烧烫伤、术后伤口、糖尿病足溃疡、血管性溃疡等。

2. 评估意义

不同伤口对老年人的能力和照护负担有显著的影响。

3. 评估方法

（1）询问：

- 评估对象身上是否有伤口？
- 是擦伤吗？
- 是烧伤或烫伤吗？
- 是手术前就存在的伤口吗？
- 是手术造成的伤口吗？
- 是糖尿病引起的足部感染、溃疡或坏疽吗？
- 是静脉性或动脉性疾病导致的溃疡吗？

（2）观察：

观察评估对象全身皮肤完整性。

（四）特殊医疗照护情况

1. 定义

特殊医疗照护情况是指日常生活照料以外的，需要专业医疗护理照料的情况，包括各种管路护理、特殊仪器使用和专业治疗等。

2. 评估意义

管路、造瘘等的特殊医疗照护情况对老年人的能力和照护负担有显著的影响。

3. 评估方法

（1）询问：

- 评估对象有留置尿管吗？
- 有胃造瘘吗？
- 有肠造瘘吗？

- 有膀胱造瘘吗？

- 需要使用无创呼吸机吗？

- 需要接受透析吗？

（2）观察：

观察评估对象是否留置胃管、是否存在气管切开。

（五）疼痛

1. 定义

疼痛是一种与实际或潜在组织损伤相关的不愉快的感觉与情绪体验。

2. 评估意义

随着人口老龄化的加速，慢性疼痛的发病率直线上升，严重影响老年人的能力和生活质量。研究调查显示，我国 31 个地区的 9298 名老年人慢性疼痛患病率为 31.54%，其中东部和南部地区慢性疼痛患病率在 50% 以上。慢性疼痛给老年人生理上带来了长期性伤害，常伴随焦虑、抑郁等心理问题，最终导致其机体部分功能丧失。

3. 评估方法

（1）询问：针对能够表达感受的评估对象。

- 您身上哪里有疼痛吗？

- 您什么时候痛呢？平卧时痛吗？

- 翻身咳嗽时痛吗？

- 能忍受吗？

- 睡眠受干扰吗？

- 需要用镇痛药吗？

- 任何时候都疼痛难忍吗？

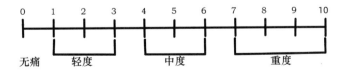

1——没有疼痛：无痛。

2——轻度疼痛：平卧时无痛，翻身咳嗽时有轻度疼痛，但可以忍受，睡眠不受影响。

3——中度疼痛：静卧时痛，翻身咳嗽时加剧，尚能忍受，睡眠受干扰。

4——重度疼痛：静卧时疼痛剧烈，不能忍受，睡眠受干扰，要求用镇痛药。

（2）观察：针对不能表达感受的评估对象，通过观察面部表情判断疼痛程度。

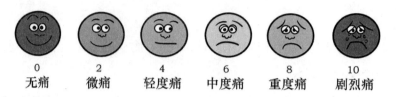

| 0 | 2 | 4 | 6 | 8 | 10 |
| 无痛 | 微痛 | 轻度痛 | 中度痛 | 重度痛 | 剧烈痛 |

（六）牙齿缺失情况

1. 定义

牙齿缺损是指各种原因导致牙齿全部或部分的缺失。包括牙体缺损、牙列缺损和牙列缺失。

2. 评估意义

老年人牙齿长期磨耗易造成楔状缺损、龋病和牙周病等，可导致牙齿松动和牙齿缺损。牙齿缺损可导致咀嚼能力严重受损，严重影响老年人的食物摄入和营养状况，进而影响老年人的各项功能。咀嚼能力和牙齿状况是导致老年人营养不良风险的重要因素。

3. 评估方法

（1）牙体缺损：各种原因引起的牙体硬组织不同程度的外形和结构的破坏和异常，表现为牙体失去了正常的生理解剖外形，造成正常的牙体形态、咬合以及邻接关系的破坏。包括龋齿、牙外伤、磨损、楔状缺损等。

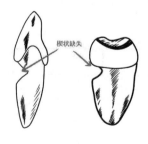

楔状缺失

（2）牙列缺损：牙列中部分天然牙丧失，发生在上颌称为上牙列缺损，发生在下颌称为下牙列缺损。

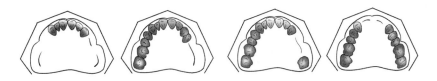

上、下牙列相同部位的牙齿缺失则称为对位牙缺失，对牙齿咬合和咀嚼功能影响较大。左右两侧的对位牙均缺失称为双侧对位牙缺失。

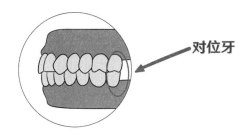

（3）牙列缺失是指因各种原因导致的上颌或下颌牙全部失去后的颌骨。包括上颌牙缺失、下颌牙缺失或全口牙缺失。

（七）义齿佩戴情况

1. 定义

义齿是指用以代替缺失的天然牙的修复体。

2. 评估意义

义齿佩戴情况与老年人咀嚼功能和营养摄入相关。

3. 评估方法

询问评估对象是否佩戴义齿及义齿的种类。包括固定义齿，可摘局部义齿，可摘全/半口义齿。

（八）吞咽困难的情形和症状

1. 定义

吞咽障碍是指固体或液体从口腔至胃的运动障碍或传送延迟，吞咽时伴有（或无）吞咽疼痛，严重时食物甚至完全不能通过。

2. 评估意义

吞咽困难可表现为饮水或吞唾液时出现呛咳，吞咽时或吞咽后咳嗽，进食时发生哽噎，进食后食物粘着于咽喉内。在吞咽时有时会出现疼痛症状，进食时有口、鼻反流，进食后有呕吐，有经常且反复发生原因不明的肺炎，常出现隐性误吸，进食时间延长，或者需要用力吞咽或改变体位。

3. 评估方法

询问：

- 您有吞咽困难的情况吗？
- 您吞咽东西时会疼痛吗？
- 您吃东西或喝水时有咳嗽或呛咳吗？
- 您用餐后嘴里会有残余的食物吗？
- 您在喝汤或吃饭的时候，食物会从嘴角流出来吗？
- 您有流口水的情况吗？

（九）营养不良

1. 定义

体重指数又称体质指数（BMI），是衡量人体胖瘦程度以及是否健康的指数。计算公式：$BMI = 体重（kg）/ [身高（m）]^2$。营养不良是指由于营养摄入不足或利用障碍导致身体成分改变（非脂肪的体质量减少）和身体细胞量减少，导致身体和精神功能减弱和疾病的临床结果受损的状态。

2. 评估意义

良好的营养状况是健康老化的重要保障。随着老年人年龄增加，各项器官功能出现渐进性衰退，同时伴随疾病、精神心理问题、社会经济等因素导致老年人食物获取、食物摄入和消化吸收的能力下降，进而导致营养不良和营养不良风险发生率增加。而营养不良和营养不良风险增加了老年人衰弱与失能的发生，导致老年人住院时间延长、并发症增多、再住院率和死亡风险增加，严重影响老年人的生活质量，造成巨大的家庭和社会负担。

3. 评估方法

测量评估对象身高和体重，代入计算公式得出 BMI。当 $BMI < 18.5kg/m^2$ 时，判断为有营养不良。

4. 注意事项

BMI 为初步判断老年人营养状况的指标之一，对于 BMI 存在问题的老年人需进行进一步评估以明确营养状况及问题。

（十）清理呼吸道无效

1. 定义

清理呼吸道无效是指个体处于不能自行清除呼吸道分泌物或阻塞物，使气道不能保持通畅的状态。

2. 评估意义

清理呼吸道无效主要是自身无法通过咳嗽来清理呼吸道分泌物，一旦不及时清理痰液，会发生缺氧、低氧血症、肺部感染、呼吸堵塞、肺不张等并发症，老年患者还会诱发肾脏损伤。对存在此问题的老年人需要加强观察，并给予改变体位、扣背、雾化、吸痰等协助排痰的照护措施。

3. 评估方法

（1）询问：

- 评估对象有觉得痰液咳不出来吗?
- 觉得憋气、呼吸困难吗?
- 需要别人帮助排痰吗?

（2）观察：

观察评估对象是否存在咳嗽无力、不能咳嗽等情况，是否存在胸闷气喘、烦躁不安、口唇发绀、有异常呼吸音等情况。

（十一）昏迷

1. 定义

昏迷是指意识和警觉状态下的一般精神功能，包括清醒和持续的觉醒状态。

2. 评估意义

昏迷老年人可直接判定为能力完全丧失，无须进行后续评估。

3. 评估方法

呼叫评估对象，不能被唤醒者为昏迷。

（十二）其他

记录其他与老年人健康相关的问题。

表5　健康相关问题

5.1 压力性损伤	□ 1. 无 □ 2. Ⅰ期：皮肤完好，出现指压不会变白的红印 □ 3. Ⅱ期：皮肤真皮层损失、暴露，出现水疱 □ 4. Ⅲ期：全层皮肤缺失，可见脂肪、肉芽组织以及边缘内卷 □ 5. Ⅳ期：全层皮肤、组织缺失，可见肌腱、肌肉、腱膜，以及边缘内卷，伴随窦道、潜行 □ 6. 不可分期：全身皮肤、组织被腐肉、焦痂掩盖，无法确认组织缺失程度，去除腐肉、焦痂才可判断损伤程度
5.2 关节活动度	□ 1. 无，没有影响日常生活功能 □ 2. 是，影响日常生活功能，部位_____ □ 3. 无法判断
5.3 伤口情况：（可多选）	□ 1. 无 □ 2. 擦伤 □ 3. 烧烫伤 □ 4. 术后伤口 □ 5. 糖尿病足溃疡 □ 6. 血管性溃疡 □ 7. 其他伤口
5.4 特殊医疗照护情况（可多选）	□ 1. 无　□ 2. 胃管 □ 3. 尿管 □ 4. 气管切开 □ 5. 胃/肠/膀胱造瘘 □ 6. 无创呼吸机 □ 7. 透析 □ 8. 其他
5.5 疼痛：一种与情绪相关的不愉快的主观感受 注：通过表情反应和询问来判断	□ 1. 无疼痛 □ 2. 轻度疼痛 □ 3. 中度疼痛（尚可忍受的程度） □ 4. 重度疼痛（无法忍受的程度）□ 5. 不知道或无法判断
5.6 牙齿缺失情况（可多选）	□ 无缺损 □ 牙体缺损（如龋齿、楔状缺损） □ 牙列缺损：○非对位牙缺失 ○单侧对位牙缺失 ○双侧对位牙缺失 □ 牙列缺失：○上颌牙缺失 ○下颌牙缺失 ○全口牙缺失
5.7 义齿佩戴情况（可多选）	□ 无义齿 □ 固定义齿 □ 可摘局部义齿 □ 可摘全/半口义齿

5.8 吞咽困难的情形和症状（可多选）	□ 1. 无 □ 2. 抱怨吞咽困难或吞咽时会疼痛 □ 3. 吃东西或喝水时出现咳嗽或呛咳 □ 4. 用餐后嘴中仍含着食物或留有残余食物 □ 5. 当喝或吃流质或固质的食物时，食物会从嘴角边流失 □ 6. 有流口水的情况
5.9 营养不良：体质指数（BMI）低于正常值 BMI = 体重（kg）/[身高（m）]^2	□ 无 □ 有
5.10 清理呼吸道无效	□ 无 □ 有
5.11 昏迷	□ 无 □ 有
5.12 其他（请补充）：	

第三章 评估结果的生成

一、结果计算方式

老年人能力评估初始量表当中二级指标均按照0~4分的五级评分法，"0分"代表完全障碍，"1分"代表重度障碍，"2分"代表中度障碍，"3分"代表轻度障碍，"4分"代表完全正常。

经过大样本数据验证，各指标间存在一定数据权重差异，基于权重分析的结果，各二级指标分别采用5级、4级、3级、2级的评分方式。进食、修饰、洗澡、穿/脱上衣、穿/脱裤子和鞋袜、小便控制、大便控制、如厕、床上体位转移、床椅转移、平地行走、时间定向、空间定向、人物定向、记忆、理解能力、表达能力、执行日常事务、社会交往能力19个二级指标仍采用5级评分法；上下楼梯、使用交通工具外出2个二级指标采用4级评分法，完全障碍为0分，重度障碍为0分，中度障碍为1分，轻度障碍为2分，完全正常为3分；意识水平、视力、听力3个二级指标采用3级评分法，完全障碍为0分，重度障碍为0分，中度障碍为1分，轻度障碍为1分，完全正常为2分；攻击行为、抑郁症状2个二级指标采用2级评分法，未出现为1分，出现过为0分。

老年人能力评估综合自理能力、基础运动能力、精神状态、感知觉与社会参与当中26个二级指标加和计分，总分范围为0~90分，得分越低，老年人能力越差。

二、老年人能力等级划分

基于大样本分析，结合评估总分结果，将老年人能力总分划分为5个能力等级，各能力等级名称及总分范围见表6。

表6 老年人能力等级划分结果

能力等级	等级名称	等级划分
0	能力完好	总分90
1	能力轻度受损（轻度失能）	总分66~89
2	能力中度受损（中度失能）	总分46~65
3	能力重度受损（重度失能）	总分30~45
4	能力完全丧失（完全失能）	总分0~29

三、老年人能力等级变更

对于特殊情况：①确诊为痴呆（F00-F03）；②精神科专科医生诊断的其他精神和行为障碍疾病（F04-F99）；③近30天内发生过2次及以上照护风险事件（如跌倒、噎食、自杀、自伤、走失等），出现上述情况老年人能力在原有能力等级上上调一个级别。即使有多项特殊情况，仅上调一个级别。

第四章 评估工作的实施

一、评估操作

(一) 评估操作原则

第一，在轻度、中度、重度障碍的划分上，需要他人监护、提示，存在风险为轻度障碍；需要少量接触式帮助或需要他人协助，但以自身完成为主为中度障碍；需要大量接触式帮助或主要依靠他人协助，自身能给予配合为重度障碍。

第二，少量接触式帮助为单人提供、不费力的帮助，或能够单手完成的帮助；大量接触式帮助为单人、双手参与费力的帮助，或需要两人单手完成的帮助。

第三，有的条目包含多个内容时，若不同内容的障碍程度不同，以最严重的内容界定该条目的功能障碍级别。

第四，条目评分细则存在多个并列指标时，若不同指标的障碍程度不同，以最严重的指标界定该条目的功能障碍级别。

第五，如果老年人语言障碍或听力障碍导致部分条目无法评估，可以咨询照护人员或观察其日常生活。

第六，老年人如果存在昏迷，直接定义为完全失能，其他条目无须评估。

(二) 评估操作流程

在对老年人进行评估时，首先观察老年人意识状态，意识状态如果为昏迷，直接定义为完全失能。如果为其他状况，需要逐一评估。考虑到记忆条目需要一段时间后再回忆，故将记忆先进行评估，并在评估结束后再进行考察，节约评估时间。根据评估场景和老年人日常操作习惯，评估顺序建议为记忆 3

个词语复述，自理能力，基础运动能力，精神状态，感知觉和社会参与，记忆力（3 个词语记忆和其他回忆）。具体评估流程见图 1。

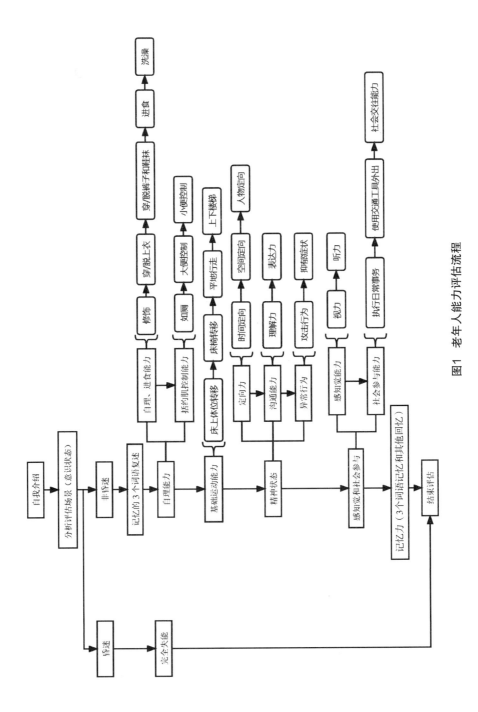

图 1　老年人能力评估流程

（三）评估操作的注意事项

1. 提问法与观察法相结合

使用提问法时，尽量将日常照护者和老年人隔离，提问时尽量让被评估对象回答问题，事后再对不确定信息与日常照护者核实。采用观察法如观察老年人家中是否存在辅具来辅助判断，可在一定程度上排除主观因素的影响。

2. 去除暗示性提问

提问内容应为开放性问题，例如，"家人给您洗澡吗？"这种问题容易对老年人造成误导，应表述成"您平时是怎么洗澡的？"这种开放性问题可以避免暗示影响。

3. 常态评估

评估时应保持老年人在生活常态下进行，依据现有功能水平。若平时需要老花镜、助听器等，评估时应保留，若家人未准备这类辅具，则按照没有的情况来评估。

4. 实际评估

因疾病或衰老导致无能力做这件事才属于能力下降，"不会做"、"不愿意做"或"都有别人帮忙"的回答不能作为评估结果，应对被评估人员的实际能力进行评估，争取让老年人演示各项操作。"爷爷（奶奶），您平时是怎么梳头的，您比画比画。"尤其在自理能力和基础运动能力维度，通过考察实际操作，可避免隐藏和夸大行为。

二、评估组织实施

（一）评估环境

1. 基本要求

评估环境是保障评估顺利进行的前提条件。国家标准强调评估环境应清洁、安静、光线充足、空气清新、温度适宜。其中，清洁，是避免无关物品干扰和分散老年人的注意力，确保评估能顺利进行；安静，是保证老年人，特别是听力下降的老年人不至于因听力原因影响接受评估员提问，导致干扰评估结果和效率；光线充足是保障评估者可以准确观察评估中老年人气色、神态、表情等非语言信息，印证评估信息的准确性，同时，还保证老年人可以在正常情况下表现出常态化的视觉水平；空气清新和温度适宜是要确保评估工作不受恶性环境的干扰，包括温湿度或高或低、噪声、不良气味、不必要的装饰或物品等。评估环境应配置供老年人使用的卫生间。

2. 评估场所

通常进行老年人能力评估的场所包括机构、社区和居家三个主要场所，其中，标准明确提出养老机构或评估机构等开展评估工作的机构宜设立单独的评估室，"宜"仅仅建议设立，并不是必须，养老机构有适合评估的多功能办公环境，评估时可与医务室、诊室、心理咨询等空间共用，但不能与其他功能科室在服务流程和时间上相互影响，同时，还需满足前述的评估环境的基本要求，不能有与评估工作无关的过多陈设和物品。但是需要强调，评估环境必须是相对封闭的办公室，不建议放在大厅的一个角落，开放或半开放环境不适合进行评估工作。社区老年人集中评估时，可以临时选用社区内的办公室进行，但必须设立独立的等候评估空间，评估工作应在相对独立的评估空间内逐一进行，评估后老年人不要与未评估老年人聚集，避免老年人间相互干扰，影响评估结果准确性；居家上门评估时，评估老年人在熟悉环境中的能力情况，不必对环境进行特殊调整，如果室内环境过于昏暗时，需要开灯。由于评估是掌握老年人日常生活环境中的能力状况，不需要过分强调噪声分贝，或者光线照度等量化数值，更没有必要在建设或选择评估环境时，采用设备对声音分贝或照度进行量化数值界定。

3. 评估物品

评估室内物品，或者到社区、居家环境中评估时携带的评估物品，应以满足评估需要为准，不应放置与评估无关的物品，如过分强调标准化的评估室需具备六大功能区域（体征数据评估区、日常起居评估区、运动功能评估区、洗漱评估区、饮食评估区、认知功能评估区）且完成相关配置，实则没有必要。实践中放置的大量物品与评估均无关，甚至对评估工作起干扰作用，例如摆放各种进食辅具、洁具便器、康复训练器具等。标准中指出了评估室内或外有连续的台阶和带有扶手的通道，可供评估使用。其中，楼梯、台阶各级踏步应均匀一致、平整、防滑。楼梯和台阶是为了评估上下楼梯的能力，完好的功能是连续上下 10~15 个台阶的能力；带扶手的通道是评估老年人平地行走 45~50 米的能力，上述两项移位功能均以老年人连续完成的能力进行判断。因此，不建议在评估室内外摆放（二面）双向扶梯阶梯、行走平行杠或平衡杠，上述两个器材均用于康复训练，而非评估使用。

（二）评估主体

1. 评估组织

国家标准强调开展评估工作的机构应为依法登记的企事业单位或社会组织，并不特指第三方评估机构或组织，养老机构或为老服务的社区居家养老服务机构或组织。满足当地民政部门认可即可参与评估工作。

同时，开展评估工作的机构或组织应至少配置 5 名专/兼职评估人员。每次评估时应有 2 名评估人员在场，其中至少 1 人具有医护专业背景。

2. 评估人员

（1）职业道德和行为规范。评估人员遵守职业道德和行为规范，尊老敬老、以人为本；孝老爱亲、弘扬美德；遵章守法、自律奉献；服务第一、爱岗敬业。评估工作中坚守职业伦理要求，包括尊重老年人的自主权、隐私权，坚持行善原则、最小伤害原则和真诚原则。

评估人员要保证评估资料的真实、有效和可靠；佩戴有自己身份标识的证件；服务态度和蔼，使用礼貌用语和老年人可以理解的语言。评估前应首先表明自己身份，向老年人及其代理人说明评估的目的、程序，并征得老年人同意；评估时应使用老年人可以理解的语言，并随时澄清老年人的疑问；评估结束后应告知评估结果获取途径，并解释其结果是进一步接受养老照护服务，制订有针对性照护计划的依据。

评估人员有违法、违纪问题，或在评估中出现严重技术差错或违反职业道德和行为规范的问题，应取消评估员资格。

（2）专业能力。评估人员应具有全日制高中或中专以上学历，有 5 年以上从事医疗护理、健康管理、养老服务、老年社会工作等实务经历并具有相关专业背景，理解评估指标内容，掌握评估要求。接受国家标准相关专业培训，考试合格，进入民政部门认可的老年人能力评估员数据库。

（3）工作要求。应保护被评估者和评估者的尊严、安全和个人隐私。评估机构和评估人员对利益相关方需遵循回避原则，确保评审结果公平公正。

（三）评估流程

1. 申请

首次评估应由老年人本人或其代理人申请，由申请者本人或其代理人携带申请人社会保障卡、身份证、有效的诊断证明、完整病历材料等向评估机构现场或在线申请，填写《老年人能力评估申请表》，并签字确认。

2. 受理、初审

民政部门或受委托机构接到申请后，应当及时对申请人提交的材料进行初审。材料完整的，评估机构应及时组织评定。

3. 现场评估

受理申请后，由评估机构依据相关标准采取集中或入户等形式实施评估。每次评估应有 2 名评估员同时在场，至少 1 人具有医护专业背景。评估时，老年人身体发生不适，或者精神出现问题，应终止评估。

评估人员应通过询问老年人本人及照护者，或者查询相关信息，填写老年人能力评估相关信息，并逐项评估老年人能力部分的各项问题，完成全部的信息采集，确认无误后，提交信息，经 2 名评估人员进行确认，并签名。同时，请信息提供者签名。

4. 结果公示与确认

评估结束后，应形成评估结果报告，评估结果根据需要在一定范围公示，接受社会监督，公示时间不少于 7 天，公示无异议的，由评估机构出具评估结论。对评估结果有异议的可在规定期限内提出复核复审。

5. 连续评估

老年人能力评估应为动态评估，在首次评估后，若无特殊变化，至少每 12 个月评估一次，程序与首次评估相同；特殊情况如随年龄增长、病情恶化等因素导致身体状况发生变化时，宜申请即时评估。

第五章　信息化系统平台

为配合国家标准有效贯彻执行，提高评估员数据采集便捷性和准确性，受民政部养老服务司委托，民政部社会福利中心牵头开发了老年人能力评估移动端评估工具，功能包括民政端、评估机构端、评估人员端、能力评估后台系统四部分，提供老年人能力评估员参与培训、开展评估服务、照护服务及满意度等记录，老年人数据采集输入，评估结论、问题清单、照护计划输出等数据库建立和维护功能。整体工作流程为民政用户将所辖区域老年人信息派单至评估机构，评估机构根据派单生成服务工单，评估人员根据服务工单前往老人住所，对老人开展评估服务，服务结束后，老人或代理人可根据评估人员服务情况对其进行打分评价。评估工具会随着老年人能力评估工作的深入开展进行功能迭代升级，在使用时以实际所见功能和界面呈现为准。

一、系统的民政端

（一）登录系统

登录地址：民政端为 https：//lrpg.chinaylzl.com，输入账号密码登录成功后进入民政端老年人能力评估信息管理平台。

（二）功能模块介绍和操作

1.数据快报

进入系统后，首先显示数据快报。展示本账号下的当前系统人数、机构数量、评估量、照护计划、年龄统计分析、性别统计、评估次数统计、评估数量排行榜、失能等级结果等信息，可以根据时间查询显示相应的数据。

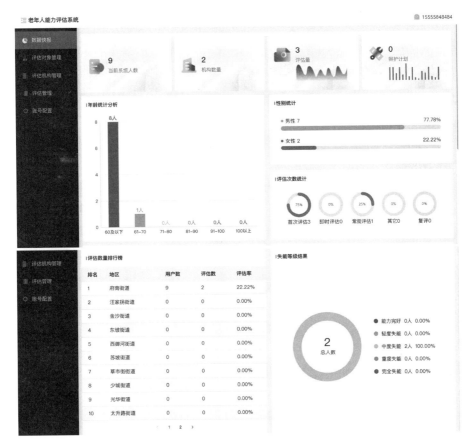

2. 评估对象管理

主要用于管理本账号下的评估老人，包括新增、导入、导出等操作。

（1）查询。可通过老人姓名、身份证号、能力评估结果、老人区域等信息进行筛选查询。

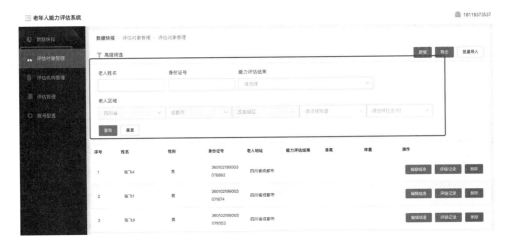

（2）新增。在右上角处，点击"新增"，进入新增人员页面，包括基本信息、疾病诊断与用药情况、健康相关问题，填写相应信息后点击提交，添加成功后新增至评估对象列表。

注意：带＊号的为必填项。

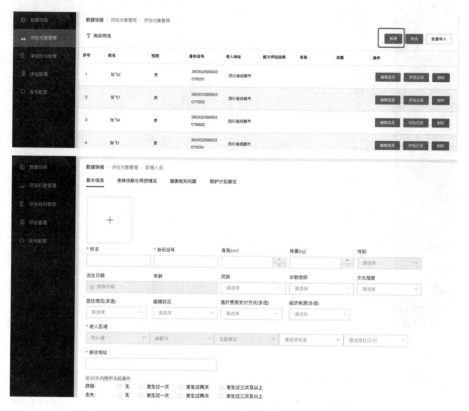

（3）评估对象列表。评估对象列表展示的内容为老人姓名、性别、身份证号、居住地址、能力评估结果、身高、体重、操作等字段信息。

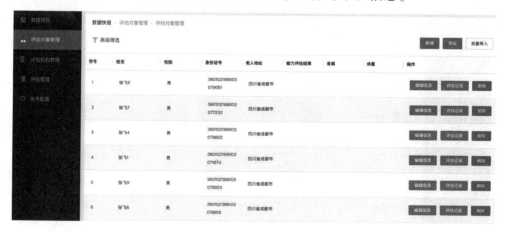

（4）操作栏目。

点击"导出"，可根据查询条件导出评估对象信息等；

点击"批量导入"，根据导入模板填写信息可批量导入老年人数据；

点击"编辑信息"，可以编辑修改评估对象信息；

点击"评估记录"，可以查看该评估对象的所有评估记录信息；

点击"删除"，确认删除后评估对象列表该评估对象信息不可见，当有评估任务未完成时不能删除。

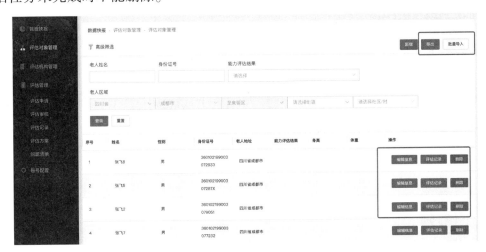

3. 评估机构管理

主要用于管理本账号下的评估机构，包括机构信息、培训记录、评估员管理等子菜单。

（1）机构信息。

①查询。可通过机构名称、机构状态、机构区域等信息进行筛选查询。

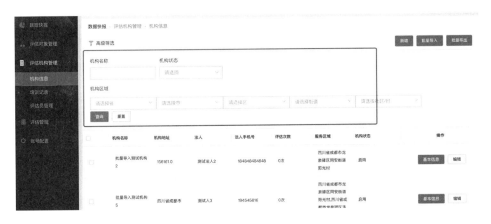

②新增。在右上角处，点击"新增"，进入新增机构页面，填写相应信息后点击提交，添加成功后新增至机构信息列表。

注意：1. 带 * 号的为必填项。

2. 如果选择了所属机构，则该机构为分支机构，不能在机构端添加分支机构。

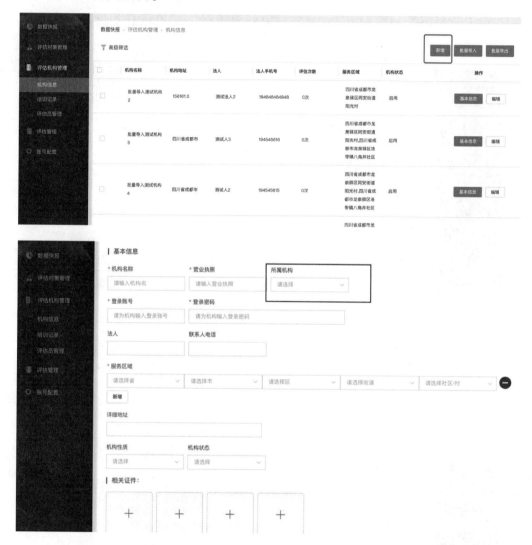

③机构信息列表。机构信息列表展示的内容为机构名称、机构地址、法人、法人手机号、评估次数、服务区域、机构状态、操作等字段信息。

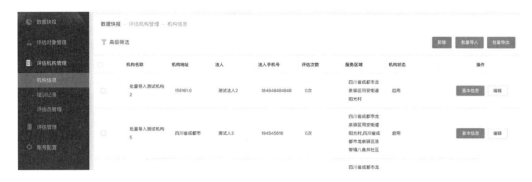

④操作栏目。

点击"批量导出",可根据查询条件导出机构信息等;

点击"批量导入",根据导入模板填写信息可批量导入机构数据;

点击"基本信息",可以查看机构的基本信息;

点击"编辑",可以修改该机构的基本信息。

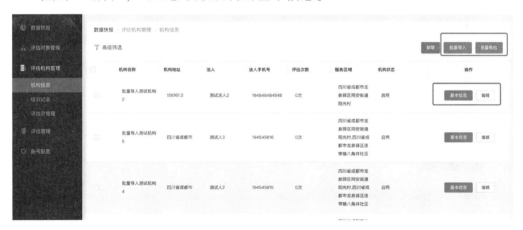

(2)培训记录。

①查询。可通过机构名称、选择日期、培训类型等信息进行筛选查询。

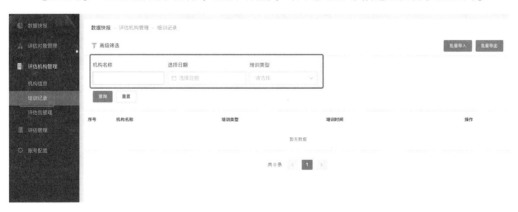

②批量导入。在右上角处，点击"批量导入"，下载导入模板，填写相应信息后点击上传，上传成功后新增至培训记录列表。

注意：导入模板内容都为必填项。

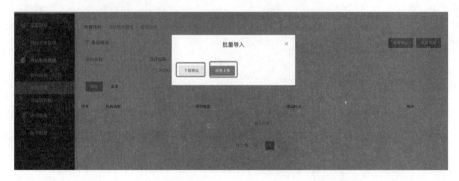

③培训记录列表。培训记录列表展示的内容为机构名称、培训类型、培训时间、操作（查看）等字段信息。

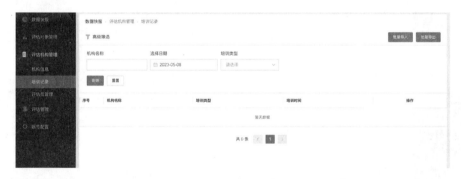

④操作栏目。

点击"批量导出"，可根据查询条件导出培训信息等；

点击"批量导入"，根据导入模板填写信息可批量导入培训记录数据；

点击"查看"，可以查看培训记录详细信息。

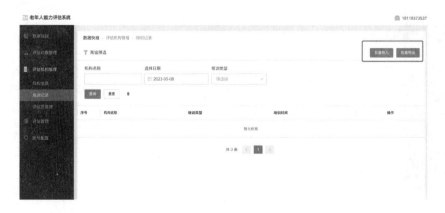

（3）评估员管理。

①查询。可通过评估员姓名、身份证号、审核状态、所属机构等信息进行筛选查询。

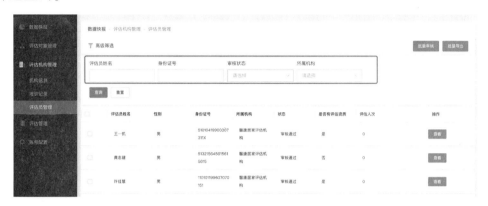

②批量审核。在右上角处，点击"批量审核"，选中需要审核的评估员，填写审核意见，确认提交后更新评估员审核状态。

注意：审核通过的评估员才能接收评估任务。

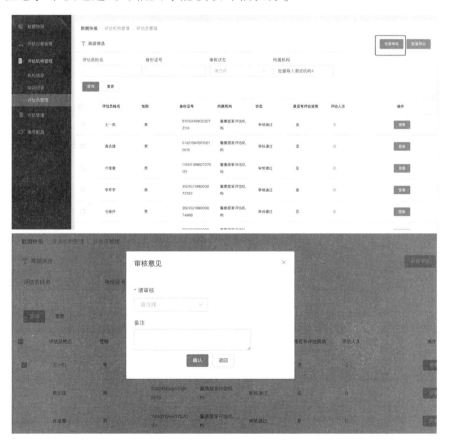

③评估员管理列表。评估员管理列表展示的内容为评估员姓名、性别、身份证号、所属机构、状态、是否有评估资质、评估人次、操作等字段信息。

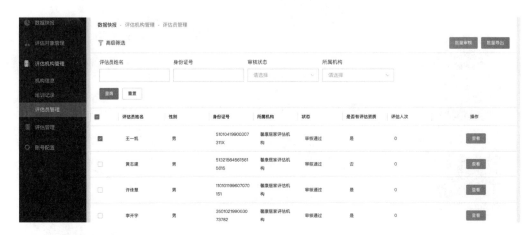

④操作栏目。

点击"批量导出",可根据查询条件导出评估员信息等;

点击"查看",可以查看评估员详细信息;

点击"审核",可以对某一个评估员进行审核,填写审核意见。

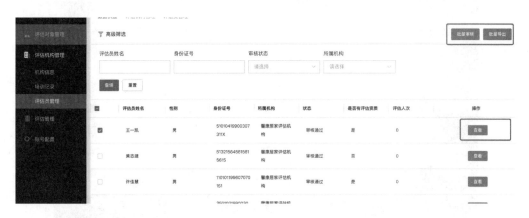

4. 评估管理

主要用于管理本账号下的评估任务,包括评估申请、评估审核、评估记录、评估方案、问题清单等子菜单。

(1) 评估申请。

①查询。可通过老人姓名、身份证号、时间、评估原因、状态、老人区域等信息进行筛选查询。

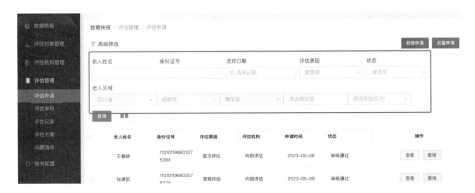

②新增。在右上角处，点击"新增申请"，进入新增申请页面，填写相应信息后点击提交，添加成功后新增至机构信息列表。

注意：1. 带＊号的为必填项。

2. 同一个人在同一个评估机构不能同时创建多套评估方案。

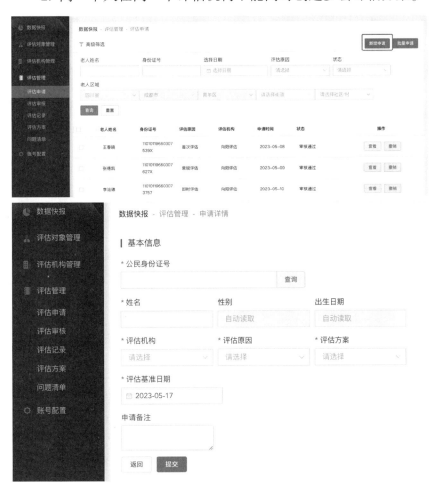

③评估申请列表。

评估申请列表展示的内容为老人姓名、身份证号、评估原因、评估机构、申请时间、状态、操作等字段信息。

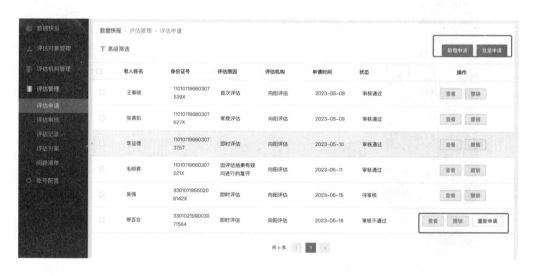

④操作栏目。

点击"批量申请"，根据导入模板填写信息可批量导入评估申请数据；

点击"查看"，可以查看评估申请的详细信息；

点击"撤销"，可以撤销该评估申请；

点击"重新申请"，审核未通过的才可以进行重新申请操作，编辑信息后提交评估申请。

（2）评估审核。

①查询。可通过老人姓名、身份证号、时间、评估原因、老人区域等信息进行筛选查询。

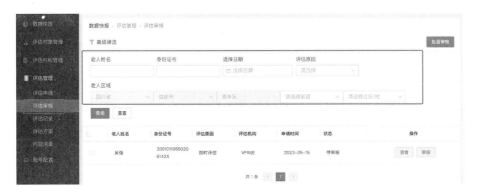

②批量审核。

在右上角处，点击"批量审核"，对选中的评估任务进行批量审核操作，选择审核意见，填写备注原因，审核通过后进入评估记录处于待评估状态，审核未通过的返回至评估申请列表。

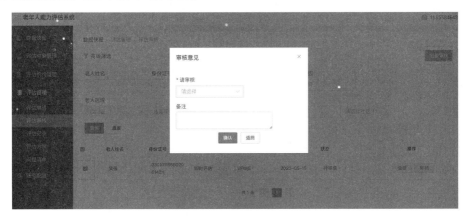

③评估审核列表。

评估审核列表展示的内容为老人姓名、身份证号、评估原因、评估机构、申请时间、状态、操作等字段信息。

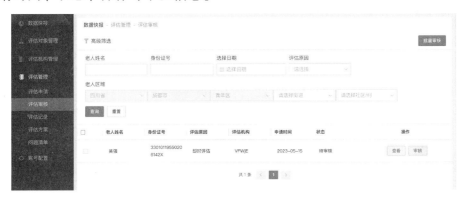

④操作栏目。

点击"批量申请",根据导入模板填写信息可批量导入评估申请数据;

点击"查看",可以查看评估申请的详细信息;

点击"撤销",可以撤销该评估申请;

点击"重新申请",审核未通过的才有重新申请操作,编辑信息后提交评估申请。

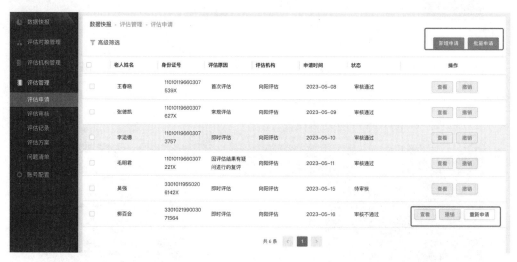

(3)评估记录。

①评估记录-待审核。待审核数据来源于评估员完成对评估对象的评估后,评估机构审核通过的数据。

a. 查询条件。可通过老人姓名、身份证号、时间、生成状态、评估原因、老人区域等信息进行筛选查询。

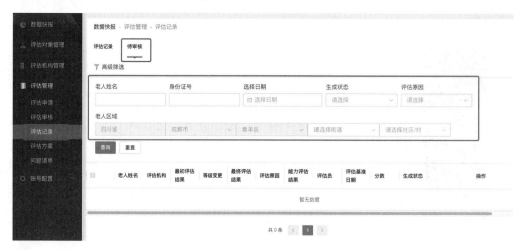

b. 评估记录-待审核列表。评估记录待审核列表展示的内容为老人姓名、评估机构、最初评估结果、等级变更、最终评估结果、评估原因、能力评估结果、评估员、评估基准日期、分数、生成状态、操作等字段信息。

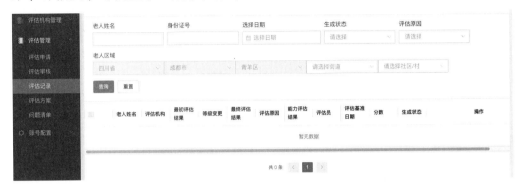

c. 评估记录-待审核操作栏目。

点击"查看"，可以查看该条评估任务的详细信息；

点击"审核"，选择审核意见，填写原因，该条评估任务更新状态为公示中，公示周期为7日；

点击"批量导出"，根据查询条件按照页面内容导出评估记录。

②评估记录-评估记录。评估记录数据来源于公示完成的评估数据。

a. 查询条件。可通过老人姓名、身份证号、时间、能力评估结果、评估原因、老人区域等信息进行筛选查询。

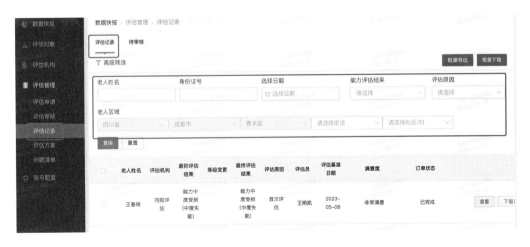

b. 评估记录-评估记录列表。评估记录列表展示的内容为老人姓名、评估机构、最初评估结果、等级变更、最终评估结果、评估原因、评估员、评估基

准日期、满意度操作等字段信息。

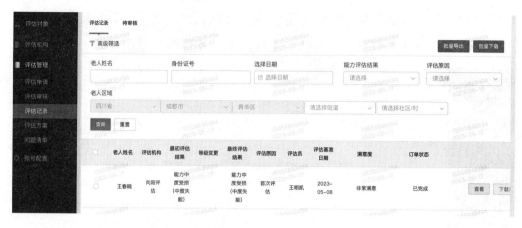

c. 评估记录-评估记录操作栏目。

点击"查看"，可以查看该条评估任务的详细信息；

点击"下载报告"，可以下载该条评估生成的评估报告；

点击"批量导出"，根据查询条件按照页面内容导出评估记录；

点击"批量下载报告"，可以批量下载选中的评估报告；

点击"上传图片"，可以上传图片至评估详情附件。

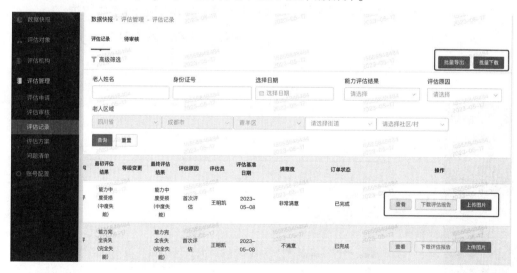

（4）评估方案。评估方案是通过后台配置题库、量表、得分规则、判断逻辑后自动生成。

①查询。可通过评估方案名称筛选查询。

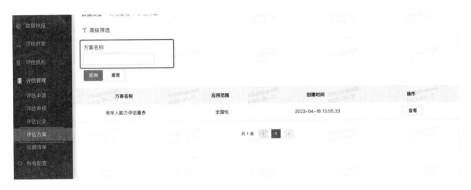

②评估方案列表。评估方案列表展示的内容为方案名称、应用范围、创建时间、操作（查看题库详情）等字段信息。

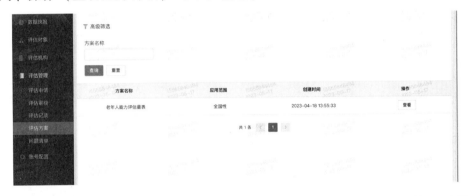

（5）问题清单。问题清单数据来源于评估公示完成后进入评估记录的数据，包括失能等级结果：能力完好、轻度失能、中度失能、重度失能以及完全失能人数占比；分项指标结果：男性、女性、佩戴营养留置管、能够独立吃饭、能够独立洗脸、自主老人、独立完成洗澡、穿脱上衣、床上进行体位转移、独立上厕所、留置导尿管以及人工肛门人数占比。

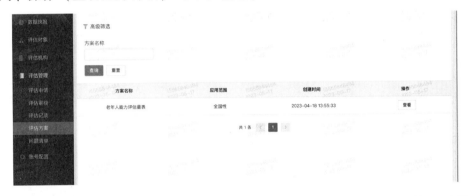

5. 账号配置

主要用于民政端功能的权限配置以及账号管理。

（1）角色权限。

①新增。在右上角处，点击"新增"，进入新增角色页面，填写相应信息后点击提交，添加成功后新增至角色权限列表。

注意：带＊号的为必填项。

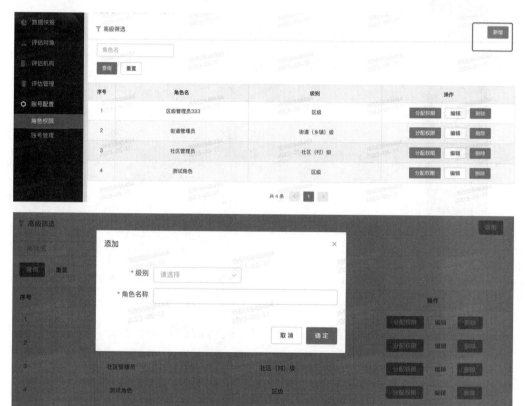

②操作栏目。

点击"分配权限"，选择需要的功能菜单以及对应的操作权限；

点击"编辑"，可以编辑角色权限的详细信息；

点击"删除"，可以删除该角色权限。

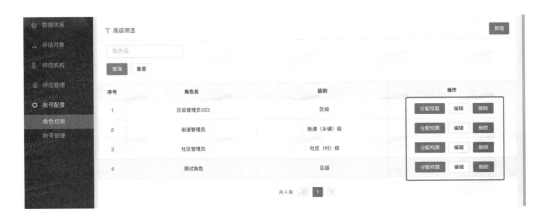

（2）账号管理。

①新增。在右上角处，点击"新增"，进入新增账号页面，填写相应信息后点击提交，添加成功后新增至角色权限列表。

注意：带＊号的为必填项。

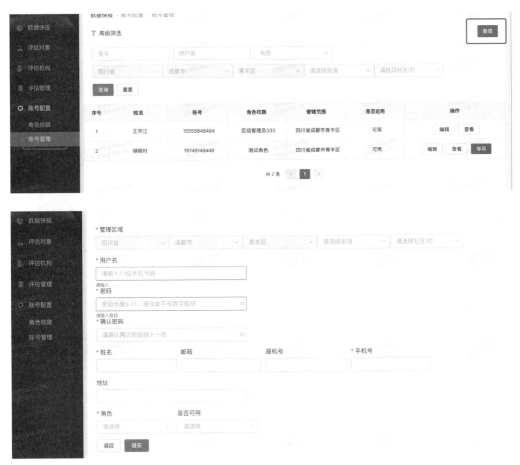

②操作栏目。

点击"查看",可以查看该账号的详细信息;

点击"编辑",可以编辑该账号的详细信息;

点击"停用",确认停用后,该账号将不能登录系统。

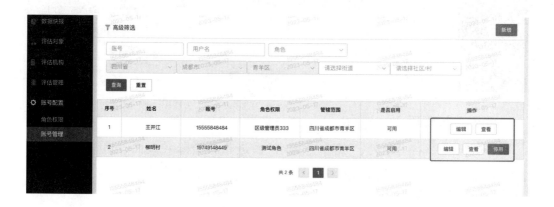

二、系统的评估员端

(一)小程序访问入口

1. 在微信首页搜索"养老通(官方版)"或者扫码访问,打开"老年人能力评估小助手"。

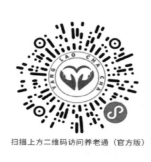

扫描上方二维码访问养老通(官方版)

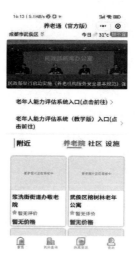

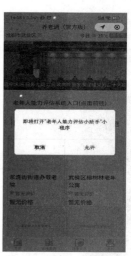

2. 在微信小程序搜索"老年人能力评估小助手"。

（二）功能模块介绍和操作

1. 登录页

打开小程序，进入登录页面，评估员输入评估账号和密码，校验成功后即可进入小程序首页，评估员账号和密码是由机构管理员在机构后台创建。

2. 首页

进入首页，最上面展示的是评估员姓名和查看个人资料；中间部分展示的是该评估员已评人数、已评人次、满意度、已评时长；最下面展示的是我的评估，包括订单池和我的评估，评估员可以在订单池里接评估任务，订单池显示的数字代表的是待接单评估任务；我的评估是该评估员的所有评估任务，显示的数字代表的是未完成评估任务数量。

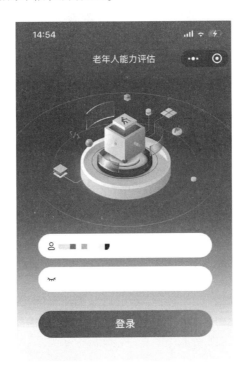

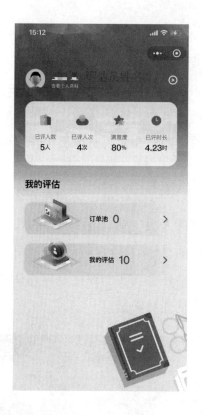

3. 订单池

点击订单池，进入订单池列表，评估员根据实际情况选择评估任务接单，点击接单按钮，提示接单成功，该评估任务进入我的评估-待评估。

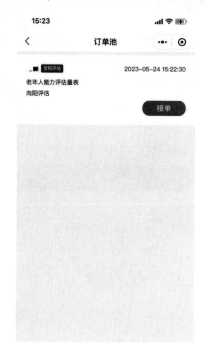

4. 我的评估

我的评估包括待评估、评估中、已评估。

（1）待评估。选择待评估，评估员可以看到还没有开始的评估任务，点击开始进入评估详情；需要填写的内容包括评估对象基本信息部分和评估答题部分。

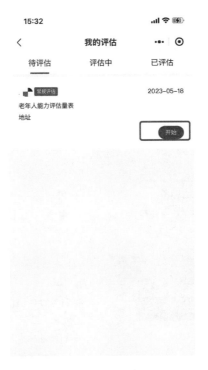

①评估对象基本信息部分。评估对象基本信息部分包括评价信息、评估对象基本信息、信息提供者及联系人信息、疾病诊断和用药情况、健康相关问题，填写完一个部分，可以选择最上面的选项卡进入对应的信息内容，也可以点击"下一步"按钮切换至下一个选项卡；如选中评价信息，填写完后选中评估对象基本信息或者点击"下一步"，继续填写评估对象基本信息内容，以此类推，所有信息填写完后点击最下面的"确认完毕，下一步"进入评估答题界面。

说明：所有信息填写后，都会自动保存，退出后，再次登录进入，内容会自动回填。

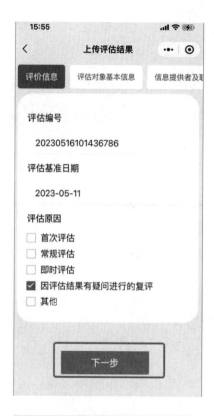

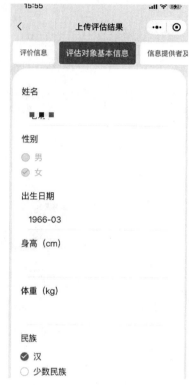

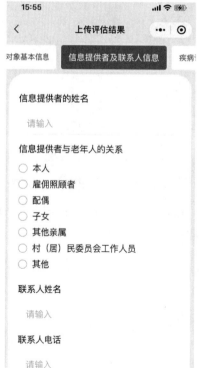

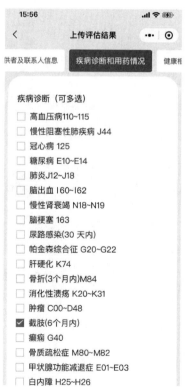

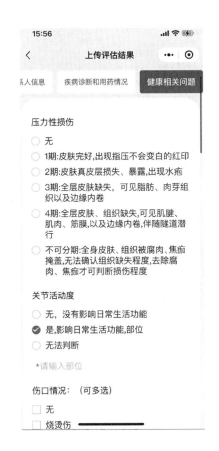

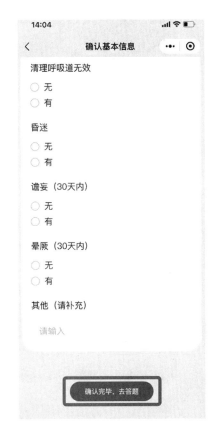

②评估答题详情。人员能力评估答题详情包括四章：自理能力、基础运动能力、精神状态、感知觉与社会参与，每章有多个小节，选择章进入后，可以选择最上面的选项卡切换完成答题，每个小节完成后最下面有一个"完成"按钮，点击该按钮，代表该小节已完成提交，所有小节完成，点击"完成"按钮提交后，表示该章已完成，点击进入"下一章"。

所有章节全部完成后，可以点击上传按钮，上传评估结果。

说明：所有题目勾选备注后，都会自动保存，退出后，再次登录进入，内容会自动回填。

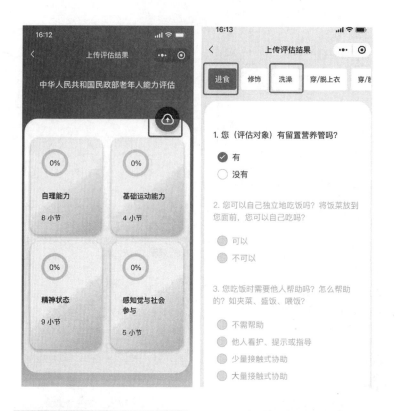

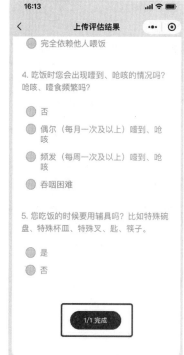

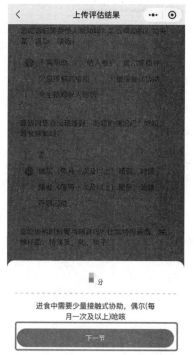

③上传评估结果。点击上传评估结果，确认是否变更等级，选择否，点击提交，根据评估规则生成评估结果；选择是，确定变更的依据，点击提交，根据变更规则生成评估结果，评估数据同步上传至机构端和民政端，并生成评估报告。

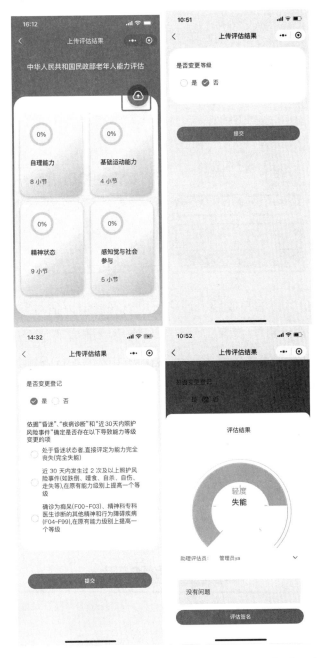

④评估员签名。评估结果生成后，评估员需添加一名助理评估员，点击下拉框选择即可，评估员可以在输入框内根据实际情况备注说明情况，确认无误

后点击"评估签名"去签名，签名包括评估员签名、助理评估员签名、信息提供人签名，全部签完点击"提交"按钮，评估完成。

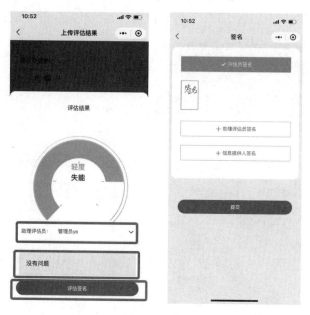

⑤满意度评价。评估完成后，评估员可以现场请评估对象对此次评估进行满意度评价：非常满意、满意、一般、不满意、非常不满意，选中后，点击"提交"按钮，该条评估任务结束，可以在已完成中进行查看。

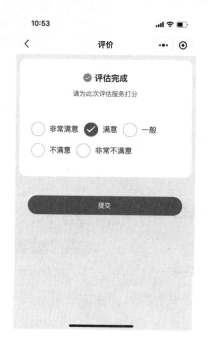

（2）评估中。

选择评估中，评估员可以看到还没有完成的评估任务，点击上传评估结果进入评估详情。

评估完成后审核未通过的评估任务会返回至评估中，重新进行评估提交。

评估答题具体详情和待评估详情一致。

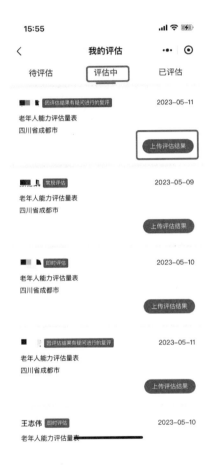

（3）已评估。选择已评估，评估员可以查看完成的评估任务，点击查看评估报告，可以选择查看评估详情、评估结论。

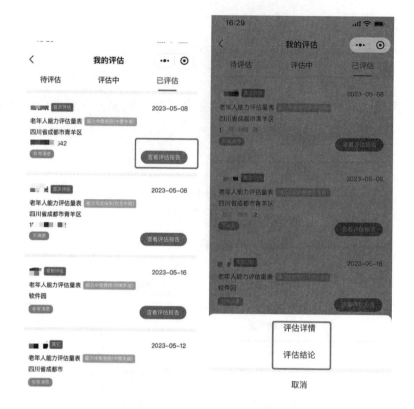

三、系统的机构端

(一) 登录系统

登录地址：机构端网址为 https：//lrpg.chinaylzl.com，输入账号、密码登录成功后进入机构端老年人能力评估管理系统。

(二) 功能模块介绍和操作

1. 统计中心

进入系统后，首先显示统计中心，展示本机构的今日新增订单数量、当前服务满意度占比、当前剩余评估次数、评估总情况（各项结果人数占比）、各类型已评估人数占比、各类型未评估人数占比，可以根据统计维度查询显示相应的数据；右上角可以点击退出登录。

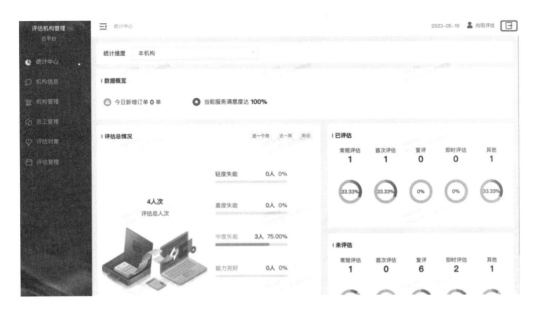

2. 机构信息

机构信息展示的内容为在民政端创建该机构填写的信息，包括基本资料和相关证件资料。

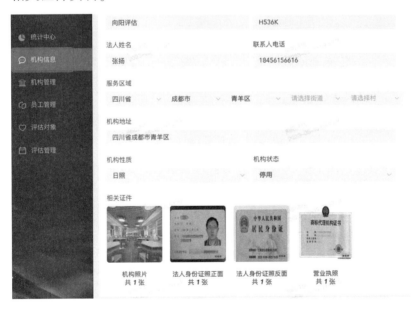

3. 机构管理

主要用于管理本机构下的分支机构。

（1）新增子机构。在右上角处，点击"新增子机构"，进入新增页面，填写相应信息后点击提交，添加成功后新增至机构管理列表。

注意：带＊号的为必填项。

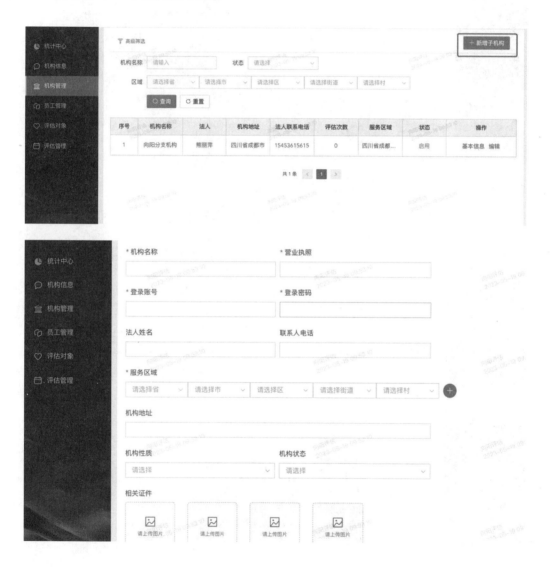

（2）查询。可通过机构名称、状态、区域等信息进行筛选查询。

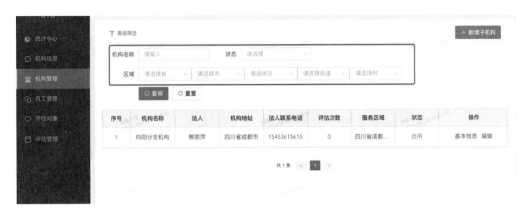

（3）机构管理列表。机构管理列表展示的内容为机构名称、机构地址、法人、法人联系电话、评估次数、服务区域、状态、操作等字段信息。

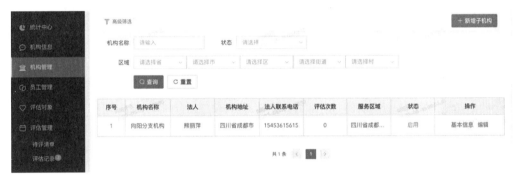

（4）操作栏目。

点击"基本信息"，可以查看机构的基本信息；

点击"编辑"，可以修改机构的基本信息。

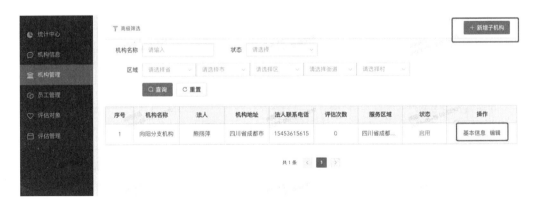

4. 员工管理

主要用于管理本机构下的员工信息。

（1）新增员工。在右上角处，点击"新增员工"，进入新增页面，填写相应信息后点击提交，添加成功后新增至员工管理列表。

注意：1. 带 * 号的为必填项。

2. 员工类型选择评估人员，需要民政端审核通过才能使用。

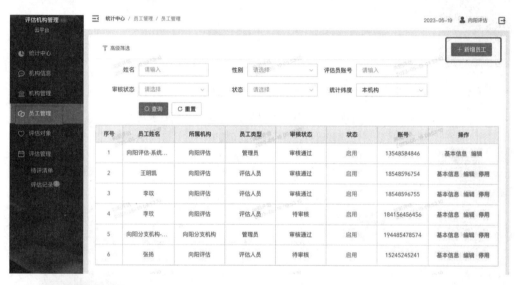

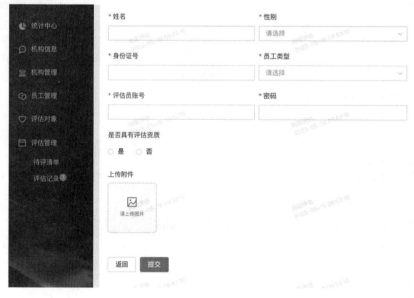

（2）查询。可通过员工姓名、性别、评估员账号、审核状态、状态、统计维度等信息进行筛选查询。

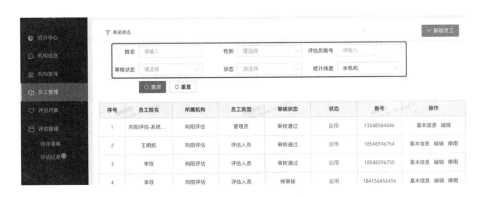

（3）员工管理列表。员工管理列表展示的内容为员工姓名、所属机构、员工类型、审核状态、状态、账号、操作等字段信息。

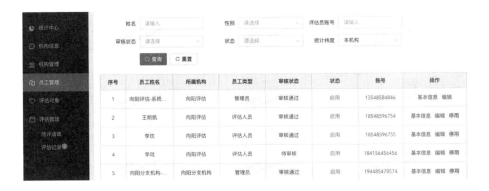

（4）操作栏目。

点击"基本信息"，可以查看员工的基本信息；

点击"编辑"，可以修改员工的基本信息；

点击"停用"，状态为启用的才有此操作，可以停用员工账号，该账号不可用；

点击"启用"，状态为停用的才有此操作，可以启用员工账号，该账号可用。

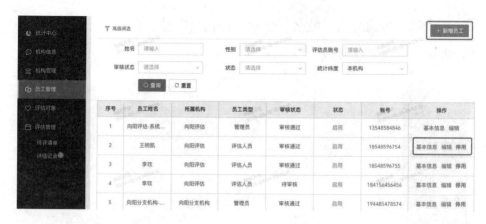

5. 评估对象

评估对象的数据来源于评估过的人员信息。

（1）查询。可通过老人姓名、身份证号、能力评估结果、统计维度、老人区域等信息进行筛选查询。

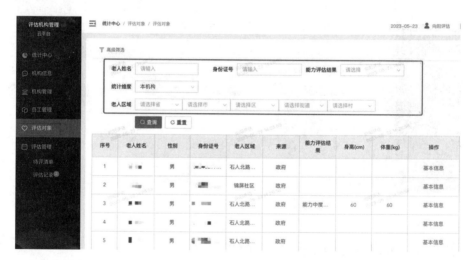

（2）评估对象列表。评估对象列表展示的内容为老人姓名、性别、身份证号、老人区域、来源、能力评估结果、身高、体重、操作等字段信息。

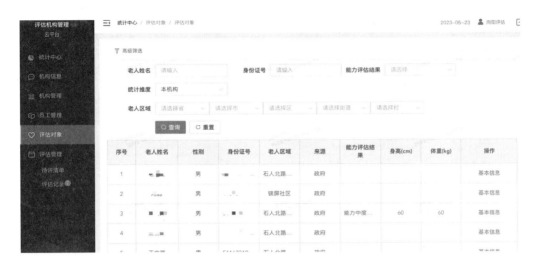

（3）操作栏目。点击"基本信息"，可以查看评估对象的基本信息。

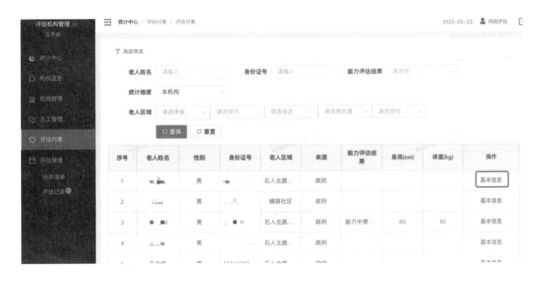

6. 评估管理

主要用于管理本机构下的评估任务，包括待评清单、评估记录等子菜单。

（1）待评清单。待评清单包含的数据是所有未完成的评估任务。

①查询。可通过评估对象、身份证、状态、评估原因、区域等信息进行筛选查询。

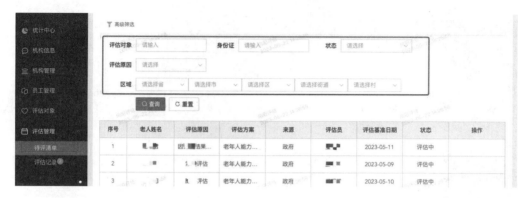

②待评清单列表。待评清单列表展示的内容为老人姓名、评估原因、评估方案、来源、评估员、评估基准日期、状态、操作等字段信息。

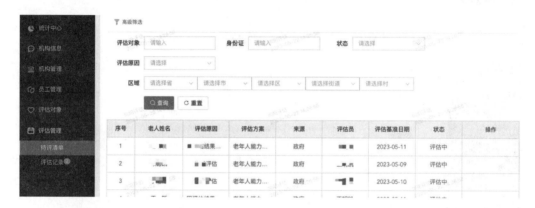

（2）评估记录。

①评估记录-待审核。待审核数据来源于评估员完成对评估对象的评估后提交的数据。

a.查询条件。可通过评估对象、身份证、评估时间、生成状态、评估原因等信息进行筛选查询。

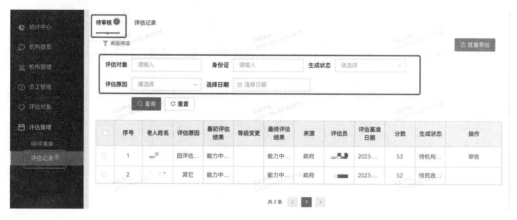

　　b. 评估记录–待审核列表。评估记录待审核列表展示的内容为老人姓名、评估原因、最初评估结果、等级变更、最终评估结果、来源、评估员、评估基准日期、分数、生成状态、操作等字段信息。

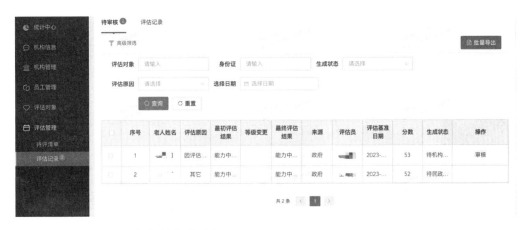

　　c. 评估记录–待审核操作栏目。

　　点击"查看"，可以查看该条评估任务的详细信息；

　　点击"审核"，选择审核意见，填写原因，审核通过后数据同步至民政端进行审核；

　　点击"批量导出"，根据查询条件按照页面内容导出评估记录。

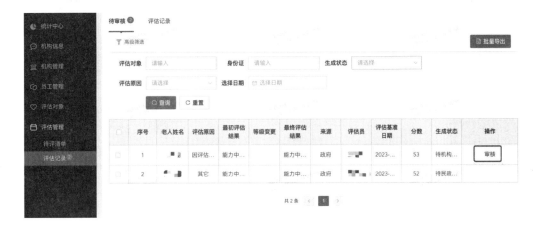

②评估记录-评估记录。评估记录数据来源于民政端审核通过的数据。

a. 查询条件。可通过评估对象、身份证、状态、评估原因、区域等信息进行筛选查询。

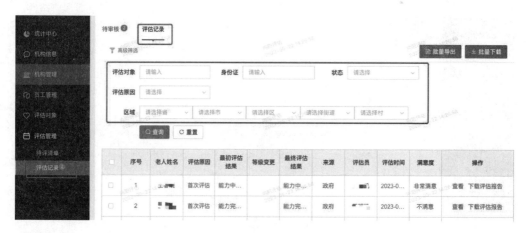

b. 评估记录-评估记录列表。评估记录列表展示的内容为老人姓名、评估原因、最初评估结果、等级变更、最终评估结果、来源、评估员、评估时间、满意度、操作等字段信息。

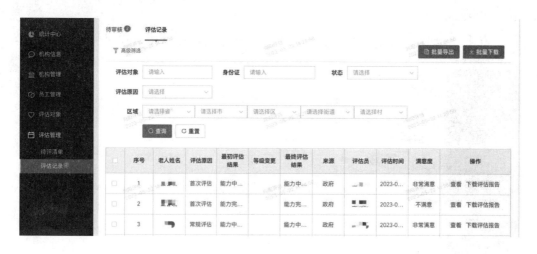

c. 评估记录-评估记录操作栏目。

点击"查看",可以查看该条评估任务的详细信息;

点击"下载报告",可以下载该条评估生成的评估报告;

点击"批量导出",根据查询条件按照页面内容导出评估记录;

点击"批量下载报告",可以批量下载选中的评估报告。

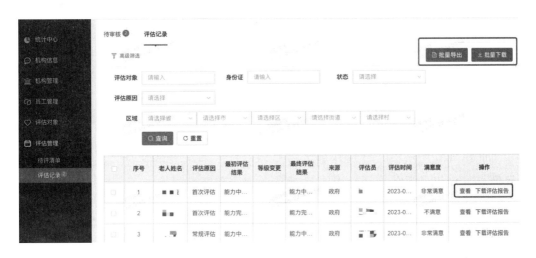

第六章　典型评估案例

| 案例一 |

评估场景： 苟爷爷坐在轮椅上，双腿无法伸直，歪头，滴着口水，手上拿着毛巾颤抖着擦口水，身体控制不住地在颤抖。这是苟爷爷接受服务前首次进行的老年人能力评估，评估员通过苟爷爷的老伴了解基本信息。

一、苟爷爷的基本情况

苟爷爷1960年3月22日出生，身高165cm，体重55kg，汉族，没有宗教信仰，身份证号码是×××××××××××××××××；文盲；现在和老伴、儿子一起住；医疗费用支付方式为城镇职工基本医疗保险，目前主要的经济来源是养老金和以前的存款；最近30天内没有发生过摔倒、走丢、噎食或自杀/伤，也没有谵妄和晕厥发生。

信息提供者和联系人是苟爷爷的老伴，史××，电话×××××××××××。苟爷爷有高血压、冠心病、糖尿病，几年前得过脑出血和脑梗死。目前每天早上吃1片阿司匹林；每天晚上吃1片立普妥；每顿饭前吃2片拜糖平，一天3次（家属提供最近一次诊断证明）。

苟爷爷身上没有压疮，但是右脚得了糖尿病足溃疡，包着纱布，现在还有轻度的疼痛；身上没有管路或造口；双下肢全部关节活动度下降，对日常生活有比较大的影响；牙齿都在但有几颗有楔状缺损，没有义齿；没有吞咽困难，吃东西喝水也不呛；没有痰；意识清醒。

二、苟爷爷的功能情况

（一）自理能力

1. 进食：照护者通常将饭准备好，苟爷爷坐在轮椅上，左手环抱盛具，右手用勺子吃饭，但经常撒饭到衣服上，需要照护者提醒擦嘴，没有呛咳或噎食，没有吞咽困难，吃饭时不用辅具。

2. 修饰：照护者拧干毛巾递给苟爷爷后可以自己简单擦脸，准备好东西可以自己刷牙。苟爷爷可以拿取梳子，但速度非常缓慢，需要照护者从旁语言提醒，梳头只能梳到前额，颅顶、颅后部分够不到。剃须、剪手指甲需要照护者双手帮忙，苟爷爷可以配合抬手，但剪脚指甲无法配合抬腿或腿部稍微移动。

3. 洗澡：需要照护者帮忙洗澡，上半身可稍微配合。

4. 穿/脱上衣：苟爷爷需要照护者帮忙穿脱上衣，可以扣扣子或拉拉链但速度非常缓慢；当照护者帮忙时，自己能伸胳膊配合，但大部分衣物需要照护者帮忙穿脱。

5. 穿/脱裤子和鞋袜：苟爷爷穿脱裤子和鞋袜完全需要照护者帮忙，不能扣扣子、拉拉链和系鞋带；当照护者帮忙穿裤子和鞋袜时，苟爷爷无法配合抬腿或腿部稍微移动。

6. 小便控制：苟爷爷排尿正常，没有小便失禁。

7. 大便控制：苟爷爷排便正常，没有大便失禁和便秘。

8. 如厕：苟爷爷无法自行移动到坐便器上，因照护者不能随时看护，所以使用尿不湿，自己不能配合。

（二）基础运动能力

9. 床上体位转移：苟爷爷可以自己翻身，没有坠床风险，但需要监护；坐起、躺下需要照护者双手扶持，能稍作配合，床上移动时不用辅具。

10. 床椅移位：苟爷爷无法从床移动到椅子上，需要照护者抱着，手上能稍微配合使劲，没有跌倒的风险，不用辅具。

11. 平地行走：苟爷爷下肢无力，在使用辅助器具的情况下也无法站立及行走，平时坐轮椅完全由照护者推行，自己不用力，坐轮椅时没有跌倒风险。

12. 上下楼梯：苟爷爷无法上下楼梯，需要照护者背上楼，不用辅具。

（三）精神状态

13. 时间定向：苟爷爷语言功能障碍，无法交流，可以在纸上写下现在的年份和月份，询问周几时摇头回应。

14. 空间定向：苟爷爷语言功能障碍，无法交流，可以用手指出厕所的位置；照护者推着出去时，苟爷爷能用手基本指出小区内活动和回家的路线、楼层和自己的房间，小区外的路线不认识。

15. 人物定向：苟爷爷认识自己的家人，照护者告知平时带苟爷爷出门时，会和熟悉的邻居点头或招手回应，认识老朋友，能够分辨陌生人的年龄。

16. 记忆：苟爷爷语言功能障碍，无法重复 3 个词语，但能用手比画出刚才说的 3 样东西，记得上一顿饭吃的什么，也记得自己的老朋友。

17. 理解能力：苟爷爷能够正常理解评估员的话，不需要增加时间，不需要评估员重复或简化口头表达。

18. 表达能力：苟爷爷无法用语言表达自己的想法，照护者告知相处时间较长后能简单理解苟爷爷的意思。

19. 攻击行为（近一个月内是否出现）：否。

20. 抑郁症状（近一个月内是否出现）：否。

21. 意识水平：意识清醒。

（四）感知觉与社会参与

22. 视力：苟爷爷不戴眼镜，视力正常，能看清楚报纸的小标题。

23. 听力：听力下降，不佩戴助听器，需要讲话者稍微提高音量。

24. 执行日常事务（包括但不限于洗衣服、小金额购物、服药管理）：苟爷爷完全依赖照护者进行洗衣服和小金额购物，不用洗衣机、计算器等，能自己服药，但需要照护者提前配药，不用智能药盒。

25. 使用交通工具外出：苟爷爷不能自己出门，不能搭乘公交车外出，只能在照护者协助下搭乘出租车或私家车外出。

26. 社会交往能力：苟爷爷不愿多和陌生人接触，不会主动接触他人，担心对方不理解自己的意思，但有人主动跟他说话时可以点头回应。

（五）其他增项

27. 非步行移动：苟爷爷坐轮椅，平时坐轮椅完全由照护者推行。

28. 活动耐力：苟爷爷下肢无力，不能完成日常活动。

29. 服用药物：照护者把药准备好后，苟爷爷可以自己吃。

30. 强迫行为：苟爷爷没有出现反复洗手、关门、上厕所等强迫行为。

31. 财务管理：苟爷爷接触钱的机会少，主要由家人管理。

三、苟爷爷的评估结果

（一）基本信息部分

1.1 评估编号	□□□□□□□□
1.2 评估基准日期	□□□□年□□月□□日
1.3 评估原因	首次评估
2.1 姓名	苟××
2.2 性别	男
2.3 出生日期	1960 年 3 月 22 日
2.4 身高	165cm
2.5 体重	55kg
2.6 民族	汉族
2.7 宗教信仰	无
2.8 身份证号	□□□□□□□□□□□□□□□□□□
2.9 文化程度	文盲
2.10 居住情况	与配偶/伴侣居住；与子女居住
2.11 婚姻状况	已婚
2.12 医疗费用支付方式	城镇职工基本医疗保险
2.13 经济来源	退休金/养老金；个人储蓄

	2.14.1 跌倒	无
2.14 近30天内照护风险事件	2.14.2 走失	无
	2.14.3 噎食	无
	2.14.4 自杀/伤	无
	2.14.5 其他	无
3.1 信息提供者的姓名		史××
3.2 信息提供者与老年人关系		配偶
3.3 联系人姓名		史××
3.4 联系人电话		×××××××××××
4.1 疾病诊断		高血压病 I10～I15；冠心病 I25；糖尿病 E10～E14；脑出血 I60～I62；脑梗死 I63
4.2 用药情况		阿司匹林，口服，1片，1次/天 立普妥，口服，1片，1次/天 拜糖平，口服，2片，3次/天
5.1 压力性损伤		无
5.2 关节活动度		是，影响日常生活功能，部位：双下肢全部关节活动度下降
5.3 伤口情况		糖尿病足溃疡
5.4 特殊医疗照护情况		无
5.5 疼痛		轻度疼痛
5.6 牙齿缺失情况		牙体缺损
5.7 义齿佩戴情况		无义齿
5.8 吞咽困难的情形和症状		无
5.9 营养不良		无
5.10 清理呼吸道无效		无
5.11 昏迷		无
5.12 谵妄		无
5.13 晕厥		无
5.14 其他（请补充）		无

（二）能力评估部分

序号	条目	评估得分	评分理由
1	进食	3	仅需要提醒擦嘴
2	修饰	0	以失能程度较重的条目为准，剪脚指甲需照护者双手帮忙，无法配合
3	洗澡	1	需要照护者帮忙洗澡，能稍作配合
4	穿/脱上衣	1	大部分衣物需要照护者帮忙穿脱，可以配合
5	穿/脱裤子和鞋袜	0	完全需要照护者帮忙，无法配合
6	小便控制	4	
7	大便控制	4	
8	如厕	0	使用尿不湿，自己不能配合
9	床上体位转移	1	以失能程度较重的条目为准，坐起、躺下需要照护者双手帮忙，能稍微配合
10	床椅移位	1	主要依靠照护者，能稍微配合
11	平地行走	0	无法站立及行走
12	上下楼梯	0	无法上下楼梯
13	时间定向	3	年、月清楚，日期不清楚
14	空间定向	4	知道小区内的路线
15	人物定向	4	
16	记忆	4	
17	理解能力	4	
18	表达能力	1	无法用语言表达，需要照护者大量帮助
19	攻击行为	1	
20	抑郁症状	1	
21	意识水平	2	
22	视力	2	
23	听力	1	需要讲话者稍微提高音量

续表

序号	条目	评估得分	评分理由
24	执行日常事务	0	参照能力最差的项目：不能洗衣服及小金额购物
25	使用交通工具外出	0	照护者协助下搭乘出租车或私家车外出
26	社会交往能力	2	可被动接触，不会主动接触他人
总分		44	
等级		重度失能	

（三）增项部分评分

序号	条目	评估得分	评分理由
27	非步行移动	4	完全由照护者推轮椅行走
28	活动耐力	4	不能完成日常活动
29	服用药物	2	事先准备好药物
30	强迫行为	0	
31	财务管理	3	接触金钱机会少，主要由家属代管

| 案例二 |

评估场景: 王奶奶的女儿带我们进入王奶奶的房间,王奶奶躺在床上,气色很好,看到我们来了,主动与我们打招呼。听王奶奶的女儿讲述,一个月前王奶奶不小心跌了一跤,由于王奶奶本身就有骨质疏松的问题,所以这次摔跤导致了她左侧股骨骨折。王奶奶身上没有压疮,牙齿完好,听护工说王奶奶的吞咽能力不太好,有时喝水会被呛到。王奶奶意识清醒,可以与我们正常的沟通。这是王奶奶接受服务前首次进行的老年人能力评估。评估员通过王奶奶的女儿了解基本信息。

一、王奶奶的基本情况

王奶奶 1948 年 12 月 5 日出生,身高 158cm,体重 50kg,汉族,没有宗教信仰,身份证号码是××××××××××××××××××;大学专科毕业;老伴几年前去世了,现在和女儿一起住;医疗费用支付方式为城镇职工基本医疗保险,目前主要的经济来源是养老金和以前的存款;最近 30 天内没有发生过摔倒、走丢、噎食或自杀/伤,也没有谵妄和晕厥发生。

信息提供者和联系人是王奶奶的女儿,李××,电话××××××××××。王奶奶之前查出骨质疏松,一个月前左侧股骨骨折,没有长期吃的药(家属提供最近一次诊断证明)。

王奶奶身上皮肤完好,没有压红或者破溃;没有管路;左侧下肢活动度受限,日常生活受到影响,骨折处还有轻度的疼痛;牙齿是完好的,没有义齿;有时喝水会被呛到;没有痰;意识清醒。

二、王奶奶的功能情况

(一) 自理能力

1. 进食:照护者把饭菜准备好,放在床上的桌板上,王奶奶自己可以吃饭,不使用辅具,有时出现呛咳,一个月可能有两三次,没有出现噎食。

2. 修饰：王奶奶可以独立完成洗脸、刷牙、梳头、剪手指甲，不需要监护和指导。王奶奶剪脚指甲、洗脚主要靠照护者帮助，王奶奶尽量配合。

3. 洗澡：王奶奶可以自己洗上半身，需要照护者帮忙洗下半身，能主动配合。

4. 穿/脱上衣：王奶奶可以自己穿脱衣服、扣扣子和拉拉链，不需要照护者帮忙或指导。

5. 穿/脱裤子和鞋袜：王奶奶穿脱裤子和鞋袜需要照护者帮忙，不能扣扣子、拉拉链和系鞋带，当照护者帮忙穿裤子时，右腿可以配合。

6. 小便控制：王奶奶意识清醒可以自己控制排尿。

7. 大便控制：王奶奶有便秘，一周便秘2~3次，通常3天解一次大便，不需要人工取便，不用尿垫，但需要照护者帮忙用开塞露，自己能配合。没有大便失禁。

8. 如厕：王奶奶需要照护者帮忙移到坐便器上才能上厕所，可以自己解裤带、拉拉链，但需要照护者帮忙脱裤子和穿裤子，王奶奶可以稍微配合，上厕所后能擦屁股。

（二）基础运动能力

9. 床上体位转移：王奶奶可以自己翻身，只是有些害怕，需要照护者在旁边监护，坐起、躺下需要照护者双手帮助，可以配合，没有坠床的风险。

10. 床椅移位：王奶奶需要在照护者的帮助下从床上坐起，从床上移动到椅子上也需要照护者双手搀扶着移动，王奶奶右侧肢体可以自己支撑，左侧下肢可以稍微配合，没有跌倒的风险，不使用辅具。

11. 平地行走：王奶奶无法下地行走，需要乘坐轮椅，完全由照护者推行，自己不用力，没有摔倒的风险。

12. 上下楼梯：王奶奶无法上下楼梯，只能依靠轮椅乘坐电梯上下楼，或者由照护者背着上下楼，自己无法配合，没有摔倒的风险。

（三）精神状态

13. 时间定向：王奶奶知道现在是2022年7月30日下午3点，时间观念清楚。

14. 空间定向：王奶奶知道自己住在哪个小区，知道自己家的楼层和房间号，认识小区内的路，但是不认识小区周边的新环境，所以只能由照护者推轮椅带着王奶奶在小区附近活动。

15. 人物定向：王奶奶认识自己的家人，能正确称呼家人、周围的人和陌生人，也能分辨陌生人年龄。

16. 记忆：3 个词语经过 5 分钟后能记住 3 个，知道刚才做了什么事情，记得自己之前在医院工作，记得自己 1948 年出生，现在已经退休 30 多年，记得老同事和朋友。

17. 理解能力：王奶奶能够正常理解评估员的话，不需要增加时间，不需要评估员重复或简化口头表达，能正常沟通交流。

18. 表达能力：王奶奶能正常表达自己的想法，不需要增加时间也不会频繁重复或简化口头表述。

19. 攻击行为（近一个月内是否出现）：否。

20. 抑郁症状（近一个月内是否出现）：否。

21. 意识水平：意识清醒。

（四）感知觉与社会参与

22. 视力：王奶奶不戴眼镜，视力正常，能看清楚报纸的小标题。

23. 听力：听力正常，不需要佩戴助听器，轻声说话也能听见。

24. 执行日常事务（包括但不限于洗衣服、小金额购物、服药管理）：王奶奶完全由照护者进行清洗衣物、购买物品、服药，不用计算器、智能药盒。

25. 使用交通工具外出：王奶奶不能自己出门，不能搭乘公交车外出，只能在照护者的陪同下乘坐出租车或私家车出门。

26. 社会交往能力：王奶奶能和陌生人接触，待人接物恰当。

（五）其他增项

27. 非步行移动：王奶奶乘坐轮椅，完全由照护者推行。

28. 活动耐力：王奶奶坐轮椅，无法完成家务。

29. 服用药物：照护者事先准备好药物，王奶奶可以自己吃药。

30. 强迫行为：王奶奶没有出现反复洗手、关门、上厕所等强迫行为。

31. 财务管理：王奶奶接触钱的机会少，主要由家人管理。

三、王奶奶的评估结果

（一）基本信息部分

1.1 评估编号		□□□□□□□□
1.2 评估基准日期		□□□□年□□月□□日
1.3 评估原因		首次评估
2.1 姓名		王××
2.2 性别		女
2.3 出生日期		1948 年 12 月 5 日
2.4 身高		158cm
2.5 体重		50kg
2.6 民族		汉族
2.7 宗教信仰		无
2.8 身份证号		□□□□□□□□□□□□□□□□□□
2.9 文化程度		大学专科
2.10 居住情况		与子女居住
2.11 婚姻状况		丧偶
2.12 医疗费用支付方式		城镇职工基本医疗保险
2.13 经济来源		退休金/养老金；个人储蓄
2.14 近 30 天内照护风险事件	2.14.1 跌倒	无
	2.14.2 走失	无
	2.14.3 噎食	无
	2.14.4 自杀/伤	无
	2.14.5 其他	无
3.1 信息提供者的姓名		李××
3.2 信息提供者与老年人关系		子女
3.3 联系人姓名		李××
3.4 联系人电话		××××××××××

续表

4.1 疾病诊断	骨折（3个月内）M84；骨质疏松症 M80-M82
4.2 用药情况	无
5.1 压力性损伤	无
5.2 关节活动度	是，影响日常生活功能，部位：左侧下肢
5.3 伤口情况	无
5.4 特殊医疗照护情况	无
5.5 疼痛	轻度疼痛
5.6 牙齿缺失情况	无缺损
5.7 义齿佩戴情况	无义齿
5.8 吞咽困难的情形和症状	吃东西或喝水时出现咳嗽或呛咳
5.9 营养不良	无
5.10 清理呼吸道无效	无
5.11 昏迷	无
5.12 谵妄	无
5.13 晕厥	无
5.14 其他（请补充）	无

（二）能力评估部分

序号	条目	评估得分	评分理由
1	进食	2	有时出现呛咳（每月一次或以上）
2	修饰	1	以失能程度较重的条目为准，剪脚指甲主要靠照护者帮忙，可以配合
3	洗澡	1	需要照护者帮忙洗澡，可以配合
4	穿/脱上衣	4	
5	穿/脱裤子和鞋袜	1	主要靠照护者帮忙，可以配合

续表

序号	条目	评估得分	评分理由
6	小便控制	4	
7	大便控制	1	以失能程度较重的条目为准，需要照护者帮忙用开塞露，自己可以配合
8	如厕	1	需要照护者帮忙脱和穿裤子，可以稍微配合
9	床上体位转移	1	坐起、躺下需要照护者双手帮助，可以配合
10	床椅移位	1	需要照护者双手帮助，可以配合
11	平地行走	0	无法独立行走，需要乘坐轮椅
12	上下楼梯	0	无法上下楼梯
13	时间定向	4	
14	空间定向	4	
15	人物定向	4	
16	记忆	4	
17	理解能力	4	
18	表达能力	4	
19	攻击行为	1	
20	抑郁症状	1	
21	意识水平	2	
22	视力	2	
23	听力	2	
24	执行日常事务	0	由照护者清洗衣物和购买物品
25	使用交通工具外出	0	只能在照护者协助下搭乘出租车或私家车外出
26	社会交往能力	4	
总分		53	
等级		中度失能	

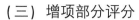

（三）增项部分评分

序号	条目	评估得分	评分理由
27	非步行移动	4	完全由照护者推行
28	活动耐力	4	不能完成日常活动
29	服用药物	2	事先准备好药物
30	强迫行为	0	
31	财务管理	3	接触金钱机会少，主要由家属代管

| 案例三 |

评估场景：郑奶奶老伴带我们进入郑奶奶的房间，郑奶奶坐在床上右手扶腰想起床招呼我们，老伴马上上前将郑奶奶扶起。郑奶奶精神状况良好，与我们打招呼自然、亲切。老伴提供郑奶奶病历显示脑出血 3 年。郑奶奶说几个月前摔了一跤，但因为特殊原因一直没有去医院，最近腰部时常作痛，无法弯腰。这是郑奶奶接受服务前首次进行的老年人能力评估。通过郑奶奶的老伴了解基本信息。

一、郑奶奶的基本情况

郑奶奶 1948 年 8 月 11 日出生，身高 165cm，体重 65kg，汉族，没有宗教信仰，身份证号码是××××××××××××××××；小学文化；现在和老伴一起住；医疗费用支付方式为城镇职工基本医疗保险，目前主要的经济来源是养老金和以前的存款；最近 30 天内没有发生过摔倒，没有走丢、噎食或自杀/伤，也没有谵妄和晕厥发生。

信息提供者和联系人是郑奶奶的老伴，王××，电话×××××××××××。郑奶奶 3 年前得过脑出血，没有长期吃的药（家属提供最近一次诊断证明）。

郑奶奶身上皮肤完好，没有压红或者破溃；没有管路；下肢全部关节活动度下降，日常生活受到影响；最近腰有轻度的疼痛；牙齿是完好的，没有义齿；没有吞咽困难，吃东西喝水也不呛；没有痰；意识清醒。

二、郑奶奶的功能情况

（一）自理能力

1. 进食：郑奶奶可自己独立用餐，不需要提醒或指导，没有呛咳和噎食，没有吞咽困难，不用特殊餐具。

2. 修饰：郑奶奶可以独立完成洗脸、刷牙、梳头、剪手指甲等，不需要监护和指导，不需要帮助。剪脚指甲需要照护者双手帮忙，郑奶奶可以稍微配合。

3. 洗澡：郑奶奶洗澡大部分由照护者完成，郑奶奶可以配合。

4. 穿/脱上衣：郑奶奶可自行穿脱上衣、扣扣子和拉拉链，不需要监护和指导，不需要帮助。

5. 穿/脱裤子和鞋袜：郑奶奶可以穿脱裤子和鞋袜，但需要照护者从旁协助。郑奶奶可以自己套上裤腿和袜子，由照护者单手搀扶站起后提起裤子，可以自己把脚穿入鞋内，照护者帮忙系鞋带。

6. 小便控制：郑奶奶排尿正常，没有小便失禁和尿潴留。

7. 大便控制：郑奶奶排便正常，没有大便失禁和便秘。

8. 如厕：郑奶奶可自行移动到坐便器上，会解裤带、拉拉链、脱裤子、擦屁股、冲水，但因卫生间坐便器周围无可借力支撑处，需要照护者搀扶站立后自行穿裤子。

（二）基础运动能力

9. 床上体位转移：郑奶奶可以自己翻身，坐起、躺下需要照护者单手稍微扶持，没有坠床的风险，不用辅具。

10. 床椅移位：郑奶奶腰部无法使力，从床上坐起和站立时需要照护者单手拉拽，坐下时郑奶奶借助椅子扶手支撑可自行坐下，没有跌倒的风险，不用其他辅具。

11. 平地行走：郑奶奶不敢独立行走，需要照护者单手搀扶，但评估员带领郑奶奶行走时撒手，郑奶奶依然能缓慢步行，但步态不稳，脚部无法正常抬起，需提高大腿以代偿，容易摔倒；不用轮椅、助行器等。

12. 上下楼梯：郑奶奶双手拉拽扶手可勉强上下楼梯5~10级台阶，没有摔倒的风险，需要照护者从旁监护，不用其他辅具。

（三）精神状态

13. 时间定向：郑奶奶知道现在具体时间，时间观念清楚。

14. 空间定向：郑奶奶知道自己具体住址，近期因摔伤无法出门，但摔伤前能独自出门买菜、遛弯、串门。

15. 人物定向：郑奶奶认识家人、邻居等，能正确称呼家人、周围的人和陌生人，也能分辨陌生人年龄。

16. 记忆：3个词语经过5分钟后能记住3个，记得核酸检测时间，记得自己的出生年月和成长经历，记得周围人情况。

17. 理解能力：郑奶奶能够正常理解评估员的话，不需要增加时间，不需要评估员重复或简化口头表达，能正常沟通交流。

18. 表达能力：郑奶奶能正常表达自己的想法，不需要增加时间，也不会频繁重复或简化口头表述。

19. 攻击行为（近一个月内是否出现）：否。

20. 抑郁症状（近一个月内是否出现）：否。

21. 意识水平：意识清醒。

（四）感知觉与社会参与

22. 视力：郑奶奶不戴眼镜，视力正常，能看清楚报纸的小标题。

23. 听力：郑奶奶听力正常，不需要佩戴助听器，轻声说话也能听见。

24. 执行日常事务（包括但不限于洗衣服、小金额购物、服药管理）：郑奶奶会用洗衣机洗衣服，虽然目前无法出门但能正常使用手机进行购物，也能自行服药。

25. 使用交通工具外出：郑奶奶不能自己出门，不能搭乘公交车外出，只能在照护者协助下搭乘出租车或私家车外出。

26. 社会交往能力：郑奶奶能和陌生人接触，待人接物恰当。

（五）其他增项

27. 非步行移动：郑奶奶可以自己使用轮椅，但需要照护者在旁边看着，否则容易摔倒。

28. 活动耐力：郑奶奶下肢活动不便，可以在照护者单手搀扶下遛弯，做家务比较费力，经常觉得累。

29. 服用药物：郑奶奶可以自己吃药，有时候需要提醒。

30. 强迫行为：郑奶奶没有出现反复洗手、关门、上厕所等强迫行为。

31. 财务管理：郑奶奶自己的钱自己管，大于1000元。

三、郑奶奶的评估结果

（一）基本信息部分

1.1 评估编号		□□□□□□□□□
1.2 评估基准日期		□□□□年□□月□□日
1.3 评估原因		首次评估
2.1 姓名		郑××
2.2 性别		女
2.3 出生日期		1948 年 8 月 11 日
2.4 身高		165cm
2.5 体重		65kg
2.6 民族		汉族
2.7 宗教信仰		无
2.8 身份证号		□□□□□□□□□□□□□□□□□□
2.9 文化程度		小学
2.10 居住情况		与配偶/伴侣居住
2.11 婚姻状况		已婚
2.12 医疗费用支付方式		城镇职工基本医疗保险
2.13 经济来源		退休金/养老金；个人储蓄
2.14 近 30 天内照护风险事件	2.14.1 跌倒	无
	2.14.2 走失	无
	2.14.3 噎食	无
	2.14.4 自杀/伤	无
	2.14.5 其他	无
3.1 信息提供者的姓名		王××
3.2 信息提供者与老年人关系		配偶
3.3 联系人姓名		王××
3.4 联系人电话		×××××××××××
4.1 疾病诊断		脑出血 I60-I62

4.2 用药情况	无
5.1 压力性损伤	无
5.2 关节活动度	是，影响日常生活功能，部位：下肢全部关节活动度下降
5.3 伤口情况	无
5.4 特殊医疗照护情况	无
5.5 疼痛	轻度疼痛
5.6 牙齿缺失情况	无缺损
5.7 义齿佩戴情况	无义齿
5.8 吞咽困难的情形和症状	无
5.9 营养不良	无
5.10 清理呼吸道无效	无
5.11 昏迷	无
5.12 谵妄	无
5.13 晕厥	无
5.14 其他（请补充）	无

（二）能力评估部分

序号	条目	评估得分	评分理由
1	进食	4	
2	修饰	1	以失能程度较重的条目为准，剪脚指甲需要照护者双手帮忙，可以稍微配合
3	洗澡	1	需要照护者帮忙洗澡，能稍作配合
4	穿/脱上衣	4	
5	穿/脱裤子和鞋袜	2	需要照护者单手帮忙，可以配合
6	小便控制	4	
7	大便控制	4	
8	如厕	2	需照护者从旁协助，可以配合
9	床上体位转移	2	需要照护者单手帮忙，可以配合

续表

序号	条目	评估得分	评分理由
10	床椅移位	2	需要照护者单手帮忙，可以配合
11	平地行走	2	需要照护者单手搀扶
12	上下楼梯	2	需要照护者监护
13	时间定向	4	
14	空间定向	4	
15	人物定向	4	
16	记忆	4	
17	理解能力	4	
18	表达能力	4	
19	攻击行为	1	
20	抑郁症状	1	
21	意识水平	2	
22	视力	2	
23	听力	2	
24	执行日常事务	4	
25	使用交通工具外出	0	只能在照护者协助下搭乘出租车或私家车外出
26	社会交往能力	4	
总分		70	
等级		轻度失能	

（三）增项部分评分

序号	条目	评估得分	评分理由
27	非步行移动	1	照护者监护
28	活动耐力	2	完成日常活动比较费力
29	服用药物	1	需要提醒
30	强迫行为	0	
31	财务管理	0	

案例四

评估场景： 养老院护理员带我进入张爷爷的房间，张爷爷正坐在轮椅上看电视，戴着老花镜，张爷爷表示不戴眼镜就有点看不清，站在张爷爷旁边需要大声缓慢多次讲话才能听清楚。张爷爷左侧肢体瘫痪已有两三年，右手扶着左手，在给自己的左手来回按摩。此次是养老机构常规评估，评估员通过养老机构档案和护理员了解老人的情况。

一、张爷爷的基本情况

张爷爷1950年1月27日出生，身高170cm，体重68kg，汉族，没有宗教信仰，身份证号码是×××××××××××××××××；高中毕业；现在常住养老机构，老伴在家和子女一起住；医疗费用支付方式为城镇职工基本医疗保险，目前主要的经济来源是养老金；最近30天内没有发生过摔倒、走丢、噎食或自杀/伤，也没有谵妄和晕厥发生。

信息主要由护理员提供，张爷爷的联系人是儿子，张××，电话×××××××××××。张爷爷有糖尿病，两三年前因脑梗死导致左侧身体偏瘫，目前每天早上吃1片阿司匹林，三顿饭之前吃阿卡波糖1片，打胰岛素7个单位（养老机构提供最近一次诊断证明）。

张爷爷身上皮肤完好，没有压红或者破溃；没有管路；左侧肢体全部活动度受限，日常生活受到影响；身上没有疼的地方；口腔内左上和右下各有一颗固定的义齿；没有吞咽困难，吃东西喝水也不呛；没有痰；意识清醒。

二、张爷爷的功能情况

(一) 自理能力

1. 进食：护理员通常将饭准备好，放在餐桌固定的位置上，张爷爷在护理员的帮助下乘坐轮椅至餐桌，可以自己使用健侧右手吃饭，不使用辅具也不需要提醒，一个月可能会出现2~3次呛咳，没有发生噎食。

2. 修饰：张爷爷梳头不能独立完成，需要护理员在旁边监护和指导，洗脸、剃须、剪手指甲、剪脚指甲、洗脚需要护理员双手帮忙，张爷爷十分配合。

3. 洗澡：张爷爷需要护理员帮忙洗澡，右侧身体能稍作配合。

4. 穿/脱上衣：张爷爷需要护理员帮忙穿脱上衣，不能拉拉链，但是可以自己扣扣子，当护理员帮忙时，能伸胳膊配合，但大部分衣物需要护理员帮忙穿脱。

5. 穿/脱裤子和鞋袜：张爷爷穿脱裤子和鞋袜需要照护者帮忙，不能拉拉链和系鞋带，当护理员帮忙穿裤子和鞋袜时，张爷爷能伸腿配合。

6. 小便控制：张爷爷排尿正常，没有小便失禁和尿潴留。

7. 大便控制：张爷爷有便秘，一周便秘2~3次，通常3天解1次大便，不需要人工取便，不用尿垫，但需要护理员帮忙用开塞露，自己能配合。没有大便失禁。

8. 如厕：张爷爷需要护理员帮忙移到坐便器上，并帮忙解裤带、拉拉链和穿脱裤子，可以稍作配合，上厕所后能自己擦屁股，护理员冲水。

（二）基础运动能力

9. 床上体位转移：张爷爷可以自己翻身，有坠床风险，需要监护，坐起、躺下需要护理员单手稍微扶持，扶持下没有风险。

10. 床椅移位：张爷爷能从床上自行坐起及独立坐稳，从床上移动到轮椅上需要护理员双手扶住，张爷爷在护理员的帮助下可以稳住自己的重心，右侧肢体可以配合，没有摔倒的风险。

11. 平地行走：张爷爷需要护理员双手搀扶才能走路，可以配合用力，没有摔倒风险；坐轮椅时主要由护理员推着，自己可以配合用力。

12. 上下楼梯：张爷爷无法上下楼梯，需要使用轮椅乘坐电梯上下楼。

（三）精神状态

13. 时间定向：张爷爷知道现在是2022年7月30日下午2点，时间观念清楚。

14. 空间定向：张爷爷知道自己住在×××养老院，知道自己住的楼层和房间号，但无法出入养老院，在养老院的小院子里会迷路，不知道怎样回到自己的房间，只能在所住楼层内溜达。

15. 人物定向：张爷爷认识自己的家人，认识照顾他的护理员小王和经常跟他打招呼的护理员，能正确称呼家人、周围的人和陌生人，也能分辨陌生人年龄。

16. 记忆：3个词语经过5分钟后能记住3个，知道上一顿饭吃了什么，记得自己之前的工作，记得自己是1950年出生，现在已经退休17年，记得老同事、朋友和往事。

17. 理解能力：张爷爷能够正常理解评估员的话，不需要增加时间，不需要评估员重复或简化口头表达，能正常沟通交流。

18. 表达能力：张爷爷能正常表达自己的想法，不需要增加时间，也不会频繁重复或简化口头表述。

19. 攻击行为（近一个月内是否出现）：否。

20. 抑郁症状（近一个月内是否出现）：否。

21. 意识水平：意识清醒。

（四）感知觉与社会参与

22. 视力：视力下降，平时需要佩戴老花镜才能看清楚标准字体。

23. 听力：听力下降，不佩戴助听器，需要讲话者在耳边大声缓慢并重复说话才能听清楚。

24. 执行日常事务（包括但不限于洗衣服、小金额购物、服药管理）：张爷爷完全依赖护理员进行洗衣服和小金额购物；能自己服药，不需要护理员提醒服药时间。

25. 使用交通工具外出：张爷爷不能自己出门，不能搭乘公交车外出，只能在护理员协助下搭乘出租车或私家车外出。

26. 社会交往能力：张爷爷能和陌生人友好沟通，和平共处。

（五）其他增项

27. 非步行移动：张爷爷坐轮椅需要完全由护理员推行。

28. 活动耐力：张爷爷不能完成扫地等家务。

29. 服用药物：护理员准备好药物，张爷爷可以自己吃。

30. 强迫行为：张爷爷没有出现反复洗手、关门、上厕所等强迫行为。

31. 财务管理：张爷爷接触钱的机会少，主要由家人管理。

三、张爷爷的评估结果

（一）基本信息部分

1.1 评估编号		□□□□□□□□
1.2 评估基准日期		□□□□年□□月□□日
1.3 评估原因		首次评估
2.1 姓名		张××
2.2 性别		男
2.3 出生日期		1950 年 1 月 27 日
2.4 身高		170cm
2.5 体重		68kg
2.6 民族		汉族
2.7 宗教信仰		无
2.8 身份证号		□□□□□□□□□□□□□□□□□□
2.9 文化程度		高中/技校/中专
2.10 居住情况		养老机构
2.11 婚姻状况		已婚
2.12 医疗费用支付方式		城镇职工基本医疗保险
2.13 经济来源		退休金/养老金
2.14 近 30 天内照护风险事件	2.14.1 跌倒	无
	2.14.2 走失	无
	2.14.3 噎食	无
	2.14.4 自杀/伤	无
	2.14.5 其他	无
3.1 信息提供者的姓名		李××
3.2 信息提供者与老年人关系		护理员
3.3 联系人姓名		张××

3.4 联系人电话	××××××××××
4.1 疾病诊断	糖尿病 E10-E14；脑梗死 I63；其他：左侧偏瘫
4.2 用药情况	阿卡波糖，口服，1次1片，一天3次 阿司匹林，口服，1次1片，一天1次 胰岛素，皮下注射，1次7个单位，一天3次
5.1 压力性损伤	无
5.2 关节活动度	是，影响日常生活功能，部位：左侧肢体全部关节活动度下降
5.3 伤口情况	无
5.4 特殊医疗照护情况	无
5.5 疼痛	无疼痛
5.6 牙齿缺失情况	牙列缺损，非对位牙缺失
5.7 义齿佩戴情况	固定义齿
5.8 吞咽困难的情形和症状	无
5.9 营养不良	无
5.10 清理呼吸道无效	无
5.11 昏迷	无
5.12 谵妄	无
5.13 晕厥	无
5.14 其他（请补充）	无

（二）能力评估部分

序号	条目	评估得分	评分理由
1	进食	2	有时出现呛咳（每月一次或以上）
2	修饰	1	以失能程度较重的条目为准，剪脚指甲、洗脚需要护理员两只手帮忙，可以配合
3	洗澡	1	需要护理员帮忙洗澡，可以配合
4	穿/脱上衣	1	大部分衣物需要护理员帮忙，可以配合

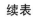

续表

序号	条目	评估得分	评分理由
5	穿/脱裤子和鞋袜	1	主要靠护理员帮忙，可以配合
6	小便控制	4	
7	大便控制	1	以失能程度较重的条目为准，需要护理员帮忙用开塞露，自己能配合
8	如厕	1	主要靠护理员帮忙，可以稍微配合
9	床上体位转移	2	坐起、躺下需要护理员单手帮助，可以配合
10	床椅移位	1	需要护理员双手帮助，可以配合
11	平地行走	1	需要护理员双手帮助，可以配合
12	上下楼梯	0	无法上下楼梯
13	时间定向	4	
14	空间定向	3	仅具备楼层和房间的定向力，在养老院的小院子会迷路
15	人物定向	4	
16	记忆	4	
17	理解能力	4	
18	表达能力	4	
19	攻击行为	1	
20	抑郁症状	1	
21	意识水平	2	
22	视力	2	佩戴老花镜能看清标准字体
23	听力	1	需要讲话者大声说话
24	执行日常事务	0	由护理员进行清洗和购买物品
25	使用交通工具外出	0	只能在护理员协助下搭乘出租车或私家车外出
26	社会交往能力	4	
总分		50	
等级		中度失能	

（三）增项部分评分

序号	条目	评估得分	评分理由
27	非步行移动	4	完全依赖护理员
28	活动耐力	4	不能完成日常活动
29	服用药物	2	需提前准备好药物
30	强迫行为	0	
31	财务管理	3	接触金钱机会少，主要由家属代管

｜案例五｜

评估场景：第一次进入刘爷爷家的大院门，是一个炎热的下午，刘爷爷拿着锄头在院子里锄地，喊他没有反应，家属告知，刘爷爷除了失聪以外，其他身体情况一切正常。这是刘爷爷接受服务前首次进行的老年人能力评估。评估员通过刘爷爷的女儿了解基本信息。

一、刘爷爷的基本情况

刘爷爷 1951 年 11 月 9 日出生，身高 170cm，体重 68kg，汉族，没有宗教信仰，身份证号码是×××××××××××××××××××；没有上过学；现在和妻子、子女一起住在家里；医疗费用支付方式为城乡居民基本医疗保险，目前主要的经济来源是子女补贴；最近 30 天内没有发生过摔倒、走失、噎食、自伤的情况，也没有谵妄和晕厥发生。

信息提供者和联系人是刘爷爷的女儿，刘××，电话××××××××××。刘爷爷高血压、冠心病、糖尿病都没有，几年前听力开始逐渐下降，目前双耳完全失聪。

刘爷爷全身皮肤完好，没有压红或者破溃；肢体的关节活动度良好，不影响日常生活功能；身上没有哪里觉得疼；牙齿是完好的，没有义齿；没有吞咽困难，吃东西喝水也不呛；没有痰；意识清醒。

二、刘爷爷的功能情况

（一）自理能力

1. 进食：刘爷爷可自行将饭准备好，放在饭桌上，自己用右手吃饭，不需要监护和指导，没有呛咳或噎食。

2. 修饰：刘爷爷梳头、刷牙、洗脸、剃须、剪手指甲、剪脚指甲均可独立完成，不需要监护和指导。

3. 洗澡：刘爷爷可自行洗澡，不需要监护和指导。

4. 穿/脱上衣：刘爷爷可自行穿脱上衣、扣扣子和拉拉链，不需要监护和指导。

5. 穿/脱裤子和鞋袜：刘爷爷可自行脱裤子和鞋袜、扣扣子、拉拉链、系鞋带，不需要监护和指导。

6. 小便控制：刘爷爷不用尿垫，没有小便失禁，排尿控制和排尿次数均正常。

7. 大便控制：刘爷爷无便秘，一周大便 7~10 次，通常 1 天解 1~2 次大便，不需要人工取便，不用尿垫，没有大便失禁。

8. 如厕：刘爷爷可自行移到坐便器上，解裤带、拉拉链、脱裤子、擦屁股、提裤子均可自行完成，不需要监护和指导。

（二）基础运动能力

9. 床上体位转移：刘爷爷可以自己翻身、坐起、躺下，无坠床风险，不需要监护。

10. 床椅移位：刘爷爷能从床上自行坐起、独立坐稳，从床上移动到椅子上不需要辅助，无摔倒风险，不需要监护。

11. 平地行走：刘爷爷可独立平地行走 50 米左右，不需要协助，无摔倒风险，不需要监护。

12. 上下楼梯：刘爷爷可独立上下 15 个台阶，不需要协助，无摔倒风险，不需要监护。

（三）精神状态

13. 时间定向：刘爷爷知道现在是 2022 年 4 月 24 日下午 3 点，时间观念清楚。

14. 空间定向：刘爷爷知道自己具体住址，知道自己住的楼层和房间号，可以出小区，知道回小区路线，不迷路。

15. 人物定向：刘爷爷认识自己的家人，认识照顾他的妹妹、妻子和女儿，能正确辨别家人、周围的人和陌生人，也能分辨陌生人年龄。

16. 记忆：3 个词语经过 5 分钟后能记住 3 个，知道上一顿饭吃了什么，记得自己之前是农民，记得自己是 1951 年出生，记得自己的出生地和结婚地，记得老朋友和往事。

17. 理解能力：刘爷爷需要通过家属手语转达才能理解评估员的话，需要增加时间，无法正常沟通交流。

18. 表达能力：刘爷爷无法正常表达自己的想法，需要通过家属转述，需要增加时间。

19. 攻击行为（近一个月内是否出现）：否。

20. 抑郁症状（近一个月内是否出现）：否。

21. 意识水平：意识清醒。

（四）感知觉与社会参与

22. 视力：刘爷爷不戴眼镜，视力正常，能看清楚标准字体。

23. 听力：双耳完全失聪。

24. 执行日常事务（包括但不限于洗衣服、小金额购物、服药管理）：刘爷爷能自行用洗衣机洗衣服，但小金额购物需家人陪同，仅需指导；刘爷爷能自己服药并自行遵从服药时间。

25. 使用交通工具外出：刘爷爷不骑车，能自己搭乘公交车外出，不需要家属陪同，没有摔倒走失的风险。

26. 社会交往能力：刘爷爷脱离社会，不主动待人，勉强与他人接触，谈吐内容不清楚。

（五）其他增项

27. 非步行移动：刘爷爷平时不坐电动车或者轮椅，如果要坐的话完全能够自己操作，不需要监护和指导，没有摔倒的风险。

28. 活动耐力：刘爷爷完成遛弯、洗漱和做简单家务不费力，不觉得累。

29. 服用药物：刘爷爷能自己服用药物，服药剂量、服药时间准确。

30. 强迫行为：刘爷爷没有出现反复洗手、关门、上厕所等强迫行为。

31. 财务管理：刘爷爷能自己管少量钱，300元左右。

三、刘爷爷的评估结果

(一) 基本信息部分

1.1 评估编号		□□□□□□□□
1.2 评估基准日期		□□□□年□□月□□日
1.3 评估原因		首次评估
2.1 姓名		刘××
2.2 性别		男
2.3 出生日期		1951 年 11 月 9 日
2.4 身高		170cm
2.5 体重		68kg
2.6 民族		汉族
2.7 宗教信仰		无
2.8 身份证号		□□□□□□□□□□□□□□□□□□
2.9 文化程度		文盲
2.10 居住情况		与配偶/伴侣居住；与子女居住
2.11 婚姻状况		已婚
2.12 医疗费用支付方式		城乡居民基本医疗保险
2.13 经济来源		子女补贴
2.14 近 30 天内照护风险事件	2.14.1 跌倒	无
	2.14.2 走失	无
	2.14.3 噎食	无
	2.14.4 自杀/伤	无
	2.14.5 其他	无
3.1 信息提供者的姓名		刘××
3.2 信息提供者与老年人关系		子女
3.3 联系人姓名		刘××
3.4 联系人电话		××××××××××
4.1 疾病诊断		其他：失聪

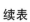

续表

4.2 用药情况	无
5.1 压力性损伤	无
5.2 关节活动度	无，没有影响日常生活功能
5.3 伤口情况	无
5.4 特殊医疗照护情况	无
5.5 疼痛	无疼痛
5.6 牙齿缺失情况	无缺损
5.7 义齿佩戴情况	无义齿
5.8 吞咽困难的情形和症状	无
5.9 营养不良	无
5.10 清理呼吸道无效	无
5.11 昏迷	无
5.12 谵妄	无
5.13 晕厥	无
5.14 其他（请补充）	无

（二）能力评估部分

序号	条目	评估得分	评分理由
1	进食	4	
2	修饰	4	
3	洗澡	4	
4	穿/脱上衣	4	
5	穿/脱裤子和鞋袜	4	
6	小便控制	4	
7	大便控制	4	
8	如厕	4	
9	床上体位转移	4	
10	床椅移位	4	

序号	条目	评估得分	评分理由
11	平地行走	4	
12	上下楼梯	3	
13	时间定向	4	
14	空间定向	4	
15	人物定向	4	
16	记忆	4	
17	理解能力	1	需要家属帮助才能理解别人的话
18	表达能力	1	需要家属帮忙转述才能表达自己的想法
19	攻击行为	1	
20	抑郁症状	1	
21	意识水平	2	
22	视力	2	
23	听力	0	完全失聪
24	执行日常事务	3	参照能力最差的项目：小金额购买需家人陪同
25	使用交通工具外出	3	可以自己搭乘公交车出门
26	社会交往能力	1	脱离社会、谈吐内容不清楚
	总分	78	
	等级	轻度失能	

（三）增项部分评分

序号	条目	评估得分	评分理由
27	非步行移动	0	
28	活动耐力	0	
29	服用药物	0	
30	强迫行为	0	
31	财务管理	2	管少量钱

｜案例六｜

评估场景：2022 年 7 月 29 日，晴朗，室外 31℃。我来到刘奶奶的家门口，刘奶奶扶着椅背站在屋内。我站在门口大声说话，刘奶奶仍是听不清，于是她缓慢地扶着周边物体移步到门口听我讲明身份和来意，我需要在刘奶奶身边大声说话她才听得清。刘奶奶患有高血压、糖尿病，腰椎间盘突出手术后有跌倒过。这是刘奶奶接受服务前首次进行老年人能力评估。

一、刘奶奶的基本情况

刘奶奶 1943 年 1 月 15 日出生，身高 160cm，体重 50kg，汉族，没有宗教信仰，身份证号码是××××××××××××××××××；上过初中；现在独居在家中，未婚没有子女；医疗费用支付方式为城乡居民基本医疗保险，目前主要的经济来源是养老金；最近 30 天内没有发生过摔倒、走丢、噎食、自伤的情况，也没有谵妄和晕厥发生。

信息提供者是刘奶奶本人。联系人是刘奶奶的妹妹，刘××，电话：××××××××××。疾病诊断和用药情况：刘奶奶患高血压、糖尿病、腰椎间盘突出、听力差，服药情况不明。

刘奶奶全身皮肤完好，没有压红或者破溃；腰部、双下肢的关节活动度下降，对日常生活影响比较大；身上没有哪里觉得疼；牙齿是完好的，没有义齿；没有吞咽困难，吃东西喝水也不呛；没有痰；意识清醒。

二、刘奶奶的功能情况

（一）自理能力

1. 进食：刘奶奶可自行将饭准备好，放在饭桌上，不使用辅具，自己用右手吃饭，不需要监护和指导。没有噎食和呛咳，没有吞咽困难。

2. 修饰：刘奶奶梳头、刷牙、洗脸、剪手指甲、剪脚指甲均可独立完成，不需要监护和指导。

3. 洗澡：刘奶奶可自行洗澡，可以自己洗脸、洗脚，洗澡时部分动作需要助行器支撑，有跌倒的风险，需要监护。

4. 穿/脱上衣：刘奶奶可自行穿脱上衣、扣扣子和拉拉链，不需要监护和指导。

5. 穿/脱裤子和鞋袜：刘奶奶可自行穿脱裤子和鞋袜、扣扣子、拉拉链、系鞋带，不需要监护和指导。

6. 小便控制：刘奶奶不用尿垫，没有小便失禁，排尿控制和排尿次数均正常。

7. 大便控制：刘奶奶无便秘，一周大便 7~10 次，通常 1 天解 1~2 次大便，不需要人工取便，不用尿垫，没有大便失禁。

8. 如厕：刘奶奶移到坐便器上需要助行器，解裤带、拉拉链、脱裤子、擦屁股、提裤子均需助行器支撑，需要监护和指导。

（二）基础运动能力

9. 床上体位转移：刘奶奶可以自己翻身、坐起、躺下，无坠床风险，不需要监护。

10. 床椅移位：刘奶奶能从床上自行坐起、独立坐稳，从床上移动到椅子上需助行器支撑，存在摔倒风险，需要监护。

11. 平地行走：刘奶奶在步行时需要助行器支撑，存在摔倒风险，需要监护。

12. 上下楼梯：刘奶奶上下楼梯需要他人单手搀扶，扶着楼梯上楼，有摔倒风险。

（三）精神状态

13. 时间定向：刘奶奶知道现在是 2022 年 7 月 29 日下午 4 点，时间观念清楚。

14. 空间定向：刘奶奶知道自己具体住址，知道自己住的楼层和房间号，可以出小区，知道回小区路线，不迷路。

15. 人物定向：刘奶奶认识自己的家人，能正确辨别家人、周围的人和陌生人，也能分辨陌生人年龄。

16. 记忆：3 个词语经过 5 分钟后能记住 3 个，知道上一顿饭吃了什么，记得自己之前是企业员工，记得自己是 1943 年出生于南京，记得老朋友和往事。

17. 理解能力：刘奶奶能够理解评估员的话，但听力较差，需要增加时间，需要评估员重复或简化口头表达。

18. 表达能力：刘奶奶能正常表达自己的想法，不需要增加时间。

19. 攻击行为（近一个月内是否出现）：否。

20. 抑郁症状（近一个月内是否出现）：否。

21. 意识水平：意识清醒。

（四）感知觉与社会参与

22. 视力：刘奶奶不戴眼镜，视力正常，能看清楚标准字体。

23. 听力：刘奶奶不佩戴助听器，正常交流有些困难，需要在安静的环境或大声说话才能听到。

24. 执行日常事务（包括但不限于洗衣服、小金额购物、服药管理）：刘奶奶能自己服药并自行遵从服药时间，但用洗衣机洗衣服、小金额购物需要少量协助。

25. 使用交通工具外出：当有人陪伴时，刘奶奶可搭乘公共交通工具外出。没有摔倒、走失的风险。

26. 社会交往能力：刘奶奶脱离社会，可被动接触，不主动待人。

（五）其他增项

27. 非步行移动：刘奶奶平时不坐电动车或者轮椅，如果要坐的话完全能够自己操作，不需要监护和指导，没有摔倒的风险。

28. 活动耐力：刘奶奶遛弯、洗漱不费力，做简单家务轻度费力，有时觉得累。

29. 服用药物：刘奶奶能自己服用药物，服药剂量、服药时间准确。

30. 强迫行为：刘奶奶没有出现反复洗手、关门、上厕所等强迫行为。

31. 财务管理：刘奶奶能自己管少量钱，1000 元左右。

三、刘奶奶的评估结果

（一）基本信息部分

1.1 评估编号	□□□□□□□□	
1.2 评估基准日期	□□□□年□□月□□日	
1.3 评估原因	首次评估	
2.1 姓名	刘××	
2.2 性别	女	
2.3 出生日期	1943 年 1 月 15 日	
2.4 身高	160cm	
2.5 体重	50kg	
2.6 民族	汉族	
2.7 宗教信仰	无	
2.8 身份证号	□□□□□□□□□□□□□□□□□□	
2.9 文化程度	初中	
2.10 居住情况	独居	
2.11 婚姻状况	未婚	
2.12 医疗费用支付方式	城乡居民基本医疗保险	
2.13 经济来源	退休金/养老金	
2.14 近 30 天内照护风险事件	2.14.1 跌倒	无
	2.14.2 走失	无
	2.14.3 噎食	无
	2.14.4 自杀/伤	无
	2.14.5 其他	无
3.1 信息提供者的姓名	刘××	
3.2 信息提供者与老年人关系	本人	

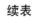

续表

3.3 联系人姓名	刘××
3.4 联系人电话	××××××××××
4.1 疾病诊断	高血压 I10-I15；糖尿病 E10-E14；其他：腰椎间盘突出
4.2 用药情况	无
5.1 压力性损伤	无
5.2 关节活动度	是，影响日常生活功能，部位：腰部、双下肢
5.3 伤口情况	无
5.4 特殊医疗照护情况	无
5.5 疼痛	无疼痛
5.6 牙齿缺失情况	无缺损
5.7 义齿佩戴情况	无义齿
5.8 吞咽困难的情形和症状	无
5.9 营养不良	无
5.10 清理呼吸道无效	无
5.11 昏迷	无
5.12 谵妄	无
5.13 晕厥	无
5.14 其他（请补充）	无

（二）能力评估部分

序号	条目	评估得分	评分理由
1	进食	4	
2	修饰	4	
3	洗澡	3	有跌倒风险，需要他人监护
4	穿/脱上衣	4	
5	穿/脱裤子和鞋袜	4	
6	小便控制	4	

189

续表

序号	条目	评估得分	评分理由
7	大便控制	4	
8	如厕	3	有跌倒风险，需要他人监护
9	床上体位转移	4	
10	床椅移位	2	有摔倒风险，需要他人监护
11	平地行走	3	需要使用助行器且存在摔倒风险
12	上下楼梯	1	需要他人单手搀扶上楼，有摔倒的风险
13	时间定向	4	
14	空间定向	4	
15	人物定向	4	
16	记忆	4	
17	理解能力	2	需要评估员重复或简化口头表达
18	表达能力	4	
19	攻击行为	1	
20	抑郁症状	1	
21	意识水平	2	
22	视力	2	
23	听力	1	需要在安静的环境或大声说话才能听到
24	执行日常事务	2	参照能力最差的项目：洗衣服、小金额购物需少量帮助
25	使用交通工具外出	1	搭乘公共交通工具需要人陪伴
26	社会交往能力	2	脱离社会，可被动接触
	总分	74	
	等级	轻度失能	

（三）增项部分评分

序号	条目	评估得分	评分理由
27	非步行移动	0	
28	活动耐力	1	做简单家务轻度费力
29	服用药物	0	
30	强迫行为	0	
31	财务管理	1	能自己管少量钱，1000 元左右

| 案例七 |

评估场景：2022 年 7 月 31 日，晴朗，室外 32℃。我进入孙爷爷的房间时，孙爷爷正坐在椅子上看报纸。孙爷爷牙齿完好，没有松动，营养状况良好，意识清醒，但因为听力下降，需要在耳边大声说话才能沟通。孙爷爷虽然大部分生活能够自理，但由于年龄偏高，时刻有摔倒风险。本次是孙爷爷接受服务前首次进行老年人能力评估。

一、孙爷爷的基本情况

孙爷爷 1931 年 4 月 18 日出生，身高 165cm，体重 45kg，汉族，没有宗教信仰，身份证号码是××××××××××××××××××；上过初中；老伴去世了，现在和儿子一起住在家里，有一个陪护照顾；医疗费用支付方式为城乡居民基本医疗保险，目前主要的经济来源是国家普惠型补贴；最近 30 天没有发生过摔倒、走丢、噎食、自杀/伤的情况，也没有谵妄和晕厥发生。

信息提供者是孙爷爷本人。联系人是儿子孙××，电话：×××××××××××。

疾病诊断和用药情况：孙爷爷 1 年前患脑梗死，患骨质疏松 10 余年，没有长期吃的药。

孙爷爷全身皮肤完好，没有压红或者破溃；肢体的关节活动度良好，不影响日常生活功能；身上没有哪里觉得疼；牙齿是完好的，没有义齿；没有吞咽困难，吃东西喝水也不呛；没有痰；意识清醒。

二、孙爷爷的功能情况

（一）自理能力

1. 进食：陪护通常将饭准备好，放在床上饭桌的固定位置上，孙爷爷能自理吃饭，不使用辅具，不需要帮助，没有呛咳和噎食，不需要监护和指导。

2. 修饰：孙爷爷洗脸、刷牙、梳头可以独立完成，不需要监护和指导；剃须、剪手指甲也不需要帮助，只需要简单提醒就可以；剪脚指甲需要陪护两只手帮忙，孙爷爷可以稍微配合。

3. 洗澡：孙爷爷需要陪护帮忙洗澡，自己可以洗脸，无法洗脚，能稍作配合。

4. 穿/脱上衣：孙爷爷不需要陪护帮忙穿脱上衣，自己可以扣扣子和拉拉链，有时候需要提醒完成。

5. 穿/脱下衣（包括裤子和鞋袜）：孙爷爷穿脱裤子和鞋袜需要陪护帮忙，在陪护帮忙下能扣扣子、拉拉链和系鞋带，当陪护帮忙穿裤子和鞋袜时，孙爷爷能伸腿配合。

6. 小便控制：孙爷爷不用尿垫，没有小便失禁，排尿控制和排尿次数基本正常。

7. 大便控制：孙爷爷排便基本正常，没有大便失禁，没有便秘，不需要使用开塞露等。

8. 如厕：孙爷爷可以自己移到坐便器上，自己解裤带、拉拉链、脱裤子，上厕所后能擦屁股，但需要陪护帮忙提裤子，孙爷爷可以稍微配合。

（二）基础运动能力

9. 床上体位转移：孙爷爷可以自己翻身、坐起、躺下等，无坠床风险，不需要监护。

10. 床椅移位：孙爷爷能从床上自行坐起及独立坐稳，从床上自行移动到椅子上，无摔倒风险，不需要监护。

11. 平地行走：孙爷爷可独立平地行走 50 米左右，不需要使用辅具，不需要协助，无摔倒风险，不需要监护。

12. 上下楼梯：孙爷爷可以握住扶手上下 2 层楼，超过 15 级台阶，无摔倒风险，不需要监护。

（三）精神状态

13. 时间定向：孙爷爷知道现在是 2022 年 7 月 31 日下午 2 点，时间观念清楚。

14. 空间定向：孙爷爷知道自己住的小区名称，在哪个区和街道，知道自己住的楼栋号和房间号，平时自己在小区附近遛弯。

15. 人物定向：孙爷爷认识自己的家人、亲戚和同事，能正确称呼家人、周围的人和陌生人，也能分辨陌生人年龄。

16. 记忆：3 个词语经过 5 分钟后能记住 3 个，知道上一顿饭吃了什么，记得自己之前的工作单位，记得自己是 1931 年出生，记得自己的出生地。

17. 理解能力：孙爷爷能够正常理解评估员的话，不需要增加时间，不需要评估员重复或简化口头表达，能正常沟通交流。

18. 表达能力：孙爷爷能正常表达自己的想法，不需要增加时间，也不会频繁重复或简化口头表述。

19. 攻击行为（近一个月内是否出现）：否。

20. 抑郁症状（近一个月内是否出现）：否。

21. 意识水平：意识清醒。

（四）感知觉与社会参与

22. 视力：视力下降，需要佩戴眼镜才能看清楚标准字体，平时不佩戴眼镜，只能看到大号字。

23. 听力：听力严重下降，不佩戴助听器，需要讲话者在耳边大声说话才能听见。

24. 执行日常事务（包括但不限于洗衣服、小金额购物、服药管理）：孙爷爷自己可以进行洗衣服和小金额购物；孙爷爷把服药要求写在纸上，每次看纸能自己服药。

25. 使用交通工具外出：孙爷爷能自己出门，不能骑自行车，但能自己搭乘公交车外出。没有摔倒、走失的风险。

26. 社会交往能力：孙爷爷能和陌生人接触，待人接物恰当。

（五）其他增项

27. 非步行移动：孙爷爷平时不坐电动车或者轮椅，如果要坐的话完全能够自己操作，不需要监护和指导，没有摔倒的风险。

28. 活动耐力：孙爷爷完成遛弯、洗漱和做简单家务不费力，不觉得累。

29. 服用药物：孙爷爷能自己服用药物，服药剂量、服药时间准确。

30. 强迫行为：孙爷爷没有出现反复洗手、关门、上厕所等强迫行为。

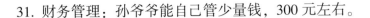

31. 财务管理：孙爷爷能自己管少量钱，300 元左右。

三、孙爷爷的评估结果

（一）基本信息部分

1.1 评估编号	□□□□□□□□		
1.2 评估基准日期	□□□□年□□月□□日		
1.3 评估原因	首次评估		
2.1 姓名	孙××		
2.2 性别	男		
2.3 出生日期	1931 年 4 月 18 日		
2.4 身高	165cm		
2.5 体重	45kg		
2.6 民族	汉族		
2.7 宗教信仰	无		
2.8 身份证号	□□□□□□□□□□□□□□□□□□		
2.9 文化程度	初中		
2.10 居住情况	与子女居住；与非亲属关系的人居住		
2.11 婚姻状况	丧偶		
2.12 医疗费用支付方式	城乡居民基本医疗保险		
2.13 经济来源	国家普惠型补贴		
2.14 近 30 天内照护风险事件	2.14.1 跌倒	无	
	2.14.2 走失	无	
	2.14.3 噎食	无	
	2.14.4 自杀/伤	无	
	2.14.5 其他	无	
3.1 信息提供者的姓名	孙××		
3.2 信息提供者与老年人关系	本人		
3.3 联系人姓名	孙××		

3.4 联系人电话	×××××××××
4.1 疾病诊断	脑梗死 I63；骨质疏松 M80－M82
4.2 用药情况	无
5.1 压力性损伤	无
5.2 关节活动度	无，不影响日常生活功能
5.3 伤口情况	无
5.4 特殊医疗照护情况	无
5.5 疼痛	无疼痛
5.6 牙齿缺失情况	无缺损
5.7 义齿佩戴情况	无义齿
5.8 吞咽困难的情形和症状	无
5.9 营养不良	无
5.10 清理呼吸道无效	无
5.11 昏迷	无
5.12 谵妄	无
5.13 晕厥	无
5.14 其他（请补充）	无

（二）能力评估部分

序号	条目	评估得分	评分理由
1	进食	4	
2	修饰	1	以失能程度较重的条目为准，剪脚指甲需要陪护双手帮忙，自己可以配合
3	洗澡	1	需要陪护帮忙洗澡，可以自己洗脸，无法洗脚，能稍作配合
4	穿/脱上衣	3	有时需要陪护提醒

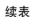

续表

序号	条目	评估得分	评分理由
5	穿/脱裤子和鞋袜	1	需要陪护双手帮忙穿裤子和鞋袜，可以伸脚配合
6	小便控制	4	
7	大便控制	4	
8	如厕	2	需要陪护帮忙提裤子，可以配合
9	床上体位转移	4	
10	床椅移位	4	
11	平地行走	4	
12	上下楼梯	3	
13	时间定向	4	
14	空间定向	4	
15	人物定向	4	
16	记忆	4	
17	理解能力	4	
18	表达能力	4	
19	攻击行为	1	
20	抑郁症状	1	
21	意识水平	2	
22	视力	2	佩戴眼镜能看清楚标准字体
23	听力	1	该评估对象需要讲话者在耳边大声说话才能听见
24	执行日常事务	4	
25	使用交通工具外出	3	
26	社会交往能力	4	
总分		77	
等级		轻度失能	

(三) 增项部分评分

序号	条目	评估得分	评分理由
27	非步行移动	0	
28	活动耐力	0	
29	服用药物	0	
30	强迫行为	0	
31	财务管理	2	自己能管少量钱，300 元左右

| 案例八 |

评估场景： 2022 年 12 月 11 日，晴朗，室外 10℃。早晨 7 点，我第一次进入养老院李奶奶的房间，李奶奶刚起床，肢体完好，护理员正在帮助李奶奶穿衣服、裤子。李奶奶没有压疮，牙齿完好，营养状况良好，虽然意识清醒，但因为听力下降，需要在耳边大声说话才能沟通。李奶奶患帕金森病，已经确诊 10 年。

一、李奶奶的基本情况

李奶奶 1942 年 7 月 12 日出生，身高 160cm，体重 58kg，汉族，没有宗教信仰，身份证号码是×××××××××××××××××××；上过高中；老伴去世了，现在住在养老院，子女平时不在身边，有一个护理员负责照顾；医疗费用支付方式为城镇职工基本医疗保险，目前主要的经济来源是养老金和个人储蓄；最近 30 天没有发生过摔倒、走丢、噎食、自杀/伤的情况，也没有谵妄和晕厥发生。

信息提供者和联系人是李奶奶本人。疾病诊断和用药情况：患帕金森综合征 10 年，服用药物情况不明。

李奶奶全身皮肤完好，没有压红或者破溃；双上肢受帕金森综合征影响关节活动度受限，对日常生活影响比较大；身上有轻度疼痛；牙齿是完好的，没有义齿；没有吞咽困难，吃东西喝水也不呛；没有痰；意识清醒。

二、李奶奶的功能情况

（一）自理能力

1. 进食：护理员通常将饭准备好，放在床上饭桌的固定位置，李奶奶自己用右手吃饭，不使用辅具，但经常撒饭到衣服上，需要护理员提醒擦嘴，没有呛咳和噎食。

2. 修饰：李奶奶梳头不能独立完成，需要护理员简单帮忙；洗脸、刷牙、剪手指甲、剪脚指甲需要护理员双手帮忙，李奶奶可以稍微配合。

3. 洗澡：李奶奶需要护理员帮忙洗澡，自己无法洗脸、洗脚，能稍作配合。

4. 穿/脱上衣：李奶奶需要护理员帮忙穿脱上衣，不能扣扣子和拉拉链，当护理员帮忙时，自己能伸胳膊配合，但大部分衣物需要护理员帮忙穿脱。

5. 穿/脱下衣（包括裤子和鞋袜）：李奶奶穿脱裤子和鞋袜需要护理员帮忙，不能扣扣子、拉拉链和系鞋带，当护理员帮忙穿裤子和鞋袜时，能伸腿配合。

6. 小便控制：李奶奶不用尿垫，没有小便失禁，排尿控制和排尿次数均正常。

7. 大便控制：李奶奶无便秘，一周大便 7～10 次，通常 1 天解 1～2 次大便，不需要人工取便，不用尿垫，没有大便失禁。

8. 如厕：李奶奶可以移到坐便器上上厕所，在坐便器上需要护理员帮忙解裤带、拉拉链、脱裤子，上厕所后能擦屁股，需要护理员帮忙提裤子，可以稍微配合。

（二）基础运动能力

9. 床上体位转移：李奶奶翻身、坐起、躺下都可以自己完成，没有坠床风险，不需要监护。

10. 床椅移位：李奶奶能从床上自行坐起及独立坐稳，从床上移动到椅子上需要护理员双手扶住，自己可以配合，没有摔倒的风险。

11. 平地行走：李奶奶可以不使用辅具行走超过 50 米，走得比较缓慢，有摔倒的风险，需要护理员监护。

12. 上下楼梯：李奶奶上下楼梯主要由护理员搀扶，自己可以稍微配合，不使用辅具或扶手，没有摔倒风险。

（三）精神状态

13. 时间定向：李奶奶知道现在是 2022 年 12 月 11 日上午 7 点，时间观念清楚。

14. 空间定向：李奶奶知道自己所住养老院名称及自己房间，大概知道院内的路线，但不能自己单独外出，平时很少走出养老院，院外的路线不清楚。

15. 人物定向：李奶奶认识自己的家人、亲戚，认识照顾她的护理员小李和养老院的负责人及常见人员，能正确称呼家人、周围的人，也能分辨陌生人大概年龄。

16. 记忆：3 个词语经过 5 分钟后能记住 3 个，知道上一顿饭吃了什么，知道家庭成员情况，以前工作单位及内容，记得老朋友和往事。

17. 理解能力：李奶奶能够正常理解评估员的话，不需要增加时间，不需要评估员重复或简化口头表达，能正常沟通交流。

18. 表达能力：李奶奶能正常表达自己的想法，不需要增加时间，也不会频繁重复或简化口头表述。

19. 攻击行为（近一个月内是否出现）：否。

20. 抑郁症状（近一个月内是否出现）：否。

21. 意识水平：意识清醒。

（四）感知觉与社会参与

22. 视力：李奶奶视力减退，戴上眼镜能看清楚标准字体。

23. 听力：听力下降，不佩戴助听器，需要讲话者在耳边大声说话才能听见。

24. 执行日常事务（包括但不限于洗衣服、小金额购物、服药管理）：李奶奶完全依赖护理员进行洗衣服和小金额购物；李奶奶能自己服药，但需要护理员提醒服药时间和准备好药物。

25. 使用交通工具外出：李奶奶不能自己出门，不能搭乘公交车外出，只能在护理员协助下搭乘出租车或私家车外出。

26. 社会交往能力：李奶奶能和陌生人接触，待人接物恰当。

（五）其他增项

27. 非步行移动：李奶奶平时不坐电动车或者轮椅，如果要坐的话完全能够自己操作，不需要监护和指导，没有摔倒的风险。

28. 活动耐力：李奶奶遛弯、洗漱不费力，做简单家务轻度费力，有时觉得累。

29. 服用药物：如果事先准备好服用的药物分量，可以自己服用。

30. 强迫行为：李奶奶没有出现反复洗手、关门、上厕所等强迫行为。

31. 财务管理：李奶奶接触钱的机会少，主要由家人管理。

三、李奶奶的评估结果

（一）基本信息部分

1.1 评估编号		□□□□□□□□
1.2 评估基准日期		□□□□年□□月□□日
1.3 评估原因		首次评估
2.1 姓名		李××
2.2 性别		女
2.3 出生日期		1942 年 7 月 12 日
2.4 身高		160cm
2.5 体重		58kg
2.6 民族		汉族
2.7 宗教信仰		无
2.8 身份证号		□□□□□□□□□□□□□□□□□□
2.9 文化程度		高中
2.10 居住情况		养老机构
2.11 婚姻状况		丧偶
2.12 医疗费用支付方式		城镇职工基本医疗保险
2.13 经济来源		退休金/养老金；个人储蓄
2.14 近 30 天内照护风险事件	2.14.1 跌倒	无
	2.14.2 走失	无
	2.14.3 噎食	无
	2.14.4 自杀/伤	无
	2.14.5 其他	无
3.1 信息提供者的姓名		李××
3.2 信息提供者与老年人关系		本人

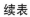

续表

3.3 联系人姓名	李××
3.4 联系人电话	×××××××××××
4.1 疾病诊断	帕金森综合征 G20-G22
4.2 用药情况	无
5.1 压力性损伤	无
5.2 关节活动度	是，影响日常生活功能，部位：双上肢
5.3 伤口情况	无
5.4 特殊医疗照护情况	无
5.5 疼痛	轻度疼痛
5.6 牙齿缺失情况	无缺损
5.7 义齿佩戴情况	无义齿
5.8 吞咽困难的情形和症状	无
5.9 营养不良	无
5.10 清理呼吸道无效	无
5.11 昏迷	无
5.12 谵妄	无
5.13 晕厥	无
5.14 其他（请补充）	无

（二）能力评估部分

序号	条目	评估得分	评分理由
1	进食	3	需要护理员提醒
2	修饰	1	以失能程度较重的条目为准，洗脸、刷牙、剪手指甲、剪脚指甲需要护理员双手帮忙，自己可以配合
3	洗澡	1	需要护理员帮忙洗澡，不能自己洗脸和洗脚，能稍作配合
4	穿/脱上衣	1	穿大部分衣物需要护理员帮忙，能配合
5	穿/脱裤子和鞋袜	1	需要护理员帮助，能配合

续表

序号	条目	评估得分	评分理由
6	小便控制	4	
7	大便控制	4	
8	如厕	2	需要护理员帮忙提裤子
9	床上体位转移	4	
10	床椅移位	1	需要护理员双手扶住从床边移动到椅子上
11	平地行走	3	需要护理员监护和指导
12	上下楼梯	0	需要护理员搀扶
13	时间定向	4	
14	空间定向	3	能知道较多自己的地址信息，但不能单独外出
15	人物定向	4	
16	记忆	4	
17	理解能力	4	
18	表达能力	4	
19	攻击行为	1	
20	抑郁症状	1	
21	意识水平	2	
22	视力	2	
23	听力	1	需要讲话者大声说话才能听见
24	执行日常事务	0	参照能力最差的项目：完全依赖护理员进行洗衣服、小金额购物
25	使用交通工具外出	0	在护理员协助下搭乘出租车或私家车外出
26	社会交往能力	4	
总分		59	
等级		中度失能	

（三）增项部分评分

序号	条目	评估得分	评分理由
27	非步行移动	0	
28	活动耐力	1	做简单家务轻度费力
29	服用药物	2	如果事先准备好服用的药物分量，可自行服药
30	强迫行为	0	
31	财务管理	3	接触金钱机会少，主要由家属代管

｜案例九｜

评估场景：2022 年 7 月 22 日，晴朗，室外 28℃。第一次进入侯爷爷的房间，是在一个明亮的上午，侯爷爷坐在椅子上看电视，右手挂着拐杖，左侧肢体瘫痪。侯爷爷患偏瘫 10 余年，平时日常生活由儿子照顾。这是侯爷爷接受服务前首次进行的老年人能力评估。评估员通过侯爷爷的儿子了解基本信息。

一、侯爷爷的基本情况

侯爷爷 1947 年 6 月 8 日出生，身高 170cm，体重 65kg，汉族，没有宗教信仰，身份证号码是×××××××××××××××××；上过高中；老伴已经离世了，现在和儿子一起住在家中，由儿子照料；医疗费用支付方式为城镇职工基本医疗保险，目前主要的经济来源是养老金和个人储蓄；最近 30 天没有发生过摔倒、走丢、噎食、自杀/伤的情况，也没有谵妄和晕厥发生。

信息提供者和联系人是老人儿子，侯××，电话×××××××××××。疾病诊断和用药情况：高血压、糖尿病，10 余年前因脑出血患有偏瘫，左侧肢体瘫痪。长期服用治疗高血压、糖尿病的药：雷米普利，每天 1 次，1 次 1 片，晨服；格列本脲，每天 3 次，1 次 1 片，餐前服用（提供最近一次的诊断证明）。

侯爷爷全身皮肤完好，没有压红或者破溃；左侧偏瘫，上下肢的关节活动度受限，对日常生活影响比较大，右侧基本正常；身上没有伤口；没有各种医疗护理措施，如胃管、尿管；时常感到左侧肢体有轻度疼痛；牙齿是完好的，没有义齿；没有吞咽困难，吃东西不噎食，喝水不呛咳；营养状况良好；平时不咳嗽，没有痰；意识清醒。

二、侯爷爷的功能情况

（一）自理能力

1. 进食：照护者将饭准备好，放在床上饭桌的固定位置，侯爷爷可以自己用右手吃饭，不使用辅具，但用餐过程较慢，需要照护者在旁监护，没有噎食或呛咳，吞咽良好。

2. 修饰：侯爷爷梳头可以独立完成，但需要照护者在旁监护；洗脸、刷牙、剃须、剪手指甲需要照护者双手帮忙，侯爷爷可以使用右手稍微配合；剪脚指甲需要照护者双手帮忙，在剪右脚指甲时侯爷爷可以稍微配合。

3. 洗澡：侯爷爷需要照护者帮忙洗澡，自己无法洗脸、洗脚，毛巾无法自己拧干，仅能稍作配合。

4. 穿/脱上衣：侯爷爷需要照护者帮忙穿脱上衣，自己能伸胳膊配合，但想要完成扣扣子和拉拉链的动作较为困难，需要照护者帮忙穿脱衣物。

5. 穿/脱裤子和鞋袜：侯爷爷穿脱裤子和鞋袜需要照护者帮忙，当照护者帮忙穿裤子和鞋袜时，侯爷爷右腿可以配合，但左腿需要照护者抬起。

6. 小便控制：侯爷爷自己有排尿意识，排尿次数、排尿控制正常。

7. 大便控制：侯爷爷自己有排便意识，没有大便失禁或便秘，不使用辅具。

8. 如厕：侯爷爷可以自己移动到坐便器上，但是需要照护者帮忙解裤带、脱裤子，上厕所后能擦屁股，需要照护者帮忙提裤子，侯爷爷可以稍微配合。

（二）基础运动能力

9. 床上体位转移：侯爷爷翻身的时候需要照护者在旁监护，坐起、躺下时需要照护者单手扶持，扶持后没有坠床风险。

10. 床椅转移：侯爷爷从床上坐起需要借助照护者的力量，从床上移动到椅子上需要照护者扶住左侧胳膊，借助拐杖移动。照护者帮忙时没有摔倒风险。

11. 平地行走：侯爷爷可以使用拐杖独自行走10米，但行走过程中需要照护者在旁监护以防摔倒。

12. 上下楼梯：侯爷爷无法上下楼梯，需要照护者背，或者乘坐电梯。由于是照护者背上楼，没有摔倒风险。

（三）精神状态

13. 时间定向：侯爷爷对时间观念较为清楚，年份和月份分辨清楚，具体几日无法确定，可以分清上下午。

14. 空间定向：侯爷爷知道自己家住哪里，知道自己住的楼层和房间号，不知道小区内的路线，不能单独外出。

15. 人物定向：侯爷爷认识自己的家人，能正确称呼家人、周围的人和陌生人，能大致分辨评估员年龄。

16. 记忆：3 个词语经过 5 分钟后能记住 3 个，知道上一顿饭吃了什么，记得自己之前工作的地方，但是过程中需要给予时间进行回忆，被打断时会遗忘之前说的话，需要照护者在旁提示。

17. 理解能力：侯爷爷能够正常理解评估员的话，不需要增加时间，不需要评估员重复或简化口头表达，能正常沟通交流。

18. 表达能力：侯爷爷在正常情况下可以表达自己的想法，但急躁时表达能力下降，无法清晰表达，需要平静下来后才能继续表达。

19. 攻击行为（近一个月内是否出现）：无。

20. 抑郁症状（近一个月内是否出现）：无。

21. 意识水平：意识清醒。

（四）感知觉与社会参与

22. 视力：视力正常，不戴眼镜，能看清楚标准字体。

23. 听力：听力开始下降，不佩戴助听器，需要讲话者提高音量。

24. 执行日常事务（包括但不限于洗衣服、小金额购物、服药管理）：侯爷爷完全依赖照护者进行洗衣服和小金额购物，侯爷爷能自己服药，但需要照护者提醒服药时间。

25. 使用交通工具外出：侯爷爷不能自己出门，不能搭乘公交车外出，只能在照护者协助下搭乘出租车或私家车外出。

26. 社会交往能力：侯爷爷能和陌生人接触，待人接物恰当。

（五）其他增项

27. 非步行移动：侯爷爷平时不坐电动车或者轮椅，如果要坐的话能够自己操作，但需要监护和指导，没有摔倒的风险。

28. 活动耐力：侯爷爷洗漱不费力，遛弯和做简单家务轻度费力，有时觉得累。

29. 服用药物：侯爷爷能自己服用药物，服药剂量、服药时间需要照护者提醒。

30. 强迫行为：侯爷爷没有出现反复洗手、关门、上厕所等强迫行为。

31. 财务管理：侯爷爷能自己管少量钱，300元左右。

三、侯爷爷的评估结果

（一）基本信息部分

1.1 评估编号		□□□□□□□□
1.2 评估基准日期		□□□□年□□月□□日
1.3 评估原因		首次评估
2.1 姓名		侯××
2.2 性别		男
2.3 出生日期		1947年6月8日
2.4 身高		170cm
2.5 体重		65kg
2.6 民族		汉族
2.7 宗教信仰		无
2.8 身份证号		□□□□□□□□□□□□□□□□□□
2.9 文化程度		高中
2.10 居住情况		与子女居住
2.11 婚姻状况		丧偶
2.12 医疗费用支付方式		城镇职工基本医疗保险
2.13 经济来源		退休金/养老金；个人储蓄
2.14 近30天内照护风险事件	2.14.1 跌倒	无
	2.14.2 走失	无
	2.14.3 噎食	无
	2.14.4 自杀/伤	无
	2.14.5 其他	无

续表

3.1 信息提供者的姓名	侯××
3.2 信息提供者与老年人关系	儿子
3.3 联系人姓名	侯××
3.4 联系人电话	××××××××××
4.1 疾病诊断	高血压病 I10 - I15；糖尿病 E10 - E14；脑出血 I60-I62
4.2 用药情况	雷米普利，口服，1 片/次，1 次/日；格列本脲，口服，1 片/次，3 次/日
5.1 压力性损伤	无
5.2 关节活动度	是，影响日常生活功能，部位：左侧上下肢
5.3 伤口情况	无
5.4 特殊医疗照护情况	无
5.5 疼痛	轻度疼痛
5.6 牙齿缺失情况	无缺损
5.7 义齿佩戴情况	无义齿
5.8 吞咽困难的情形和症状	无
5.9 营养不良	无
5.10 清理呼吸道无效	无
5.11 昏迷	无
5.12 其他（请补充）	无

（二）能力评估部分

序号	条目	评估得分	评分理由
1	进食	3	需监护，无呛咳、噎食
2	修饰	1	可以配合
3	洗澡	1	可以配合
4	穿/脱上衣	1	可以配合

续表

序号	条目	评估得分	评分理由
5	穿/脱裤子和鞋袜	1	可以配合
6	小便控制	4	
7	大便控制	4	
8	如厕	1	可以配合
9	床上体位转移	2	"坐起、躺下"需少量帮助，为确定依据
10	床椅移位	2	需少量帮助
11	平地行走	3	使用辅具
12	上下楼梯	0	无法上下楼梯
13	时间定向	3	日期无法确定
14	空间定向	3	不知道小区内的路线
15	人物定向	4	
16	记忆	4	
17	理解能力	4	
18	表达能力	3	急躁时无法清晰表达
19	攻击行为	1	
20	抑郁症状	1	
21	意识水平	2	
22	视力	2	
23	听力	1	需提高音量
24	执行日常事务	0	不能自己洗衣服、购物
25	使用交通工具外出	0	不能自己出门
26	社会交往能力	4	
总分		55	
等级		中度失能	

（三）增项部分评分

序号	条目	评估得分	评分理由
27	非步行移动	1	需要监护和指导
28	活动耐力	1	遛弯和做简单家务轻度费力
29	服用药物	1	需要照护者提醒
30	强迫行为	0	
31	财务管理	2	管少量钱，300元左右

| 案例十 |

评估场景： 2022 年 8 月 11 日，晴朗，室外 31℃。耿奶奶的女儿带领我上 2 楼进行居家评估。耿奶奶的房子是个小小的一室一厅，进门时就能发现地面上铺满了地垫，耿奶奶看到有人来，扶着桌边站起来欢迎。据了解，耿奶奶平时日常生活可以自理。这是耿奶奶接受服务前首次进行的老年人能力评估。评估员通过耿奶奶本人和她的家人了解老人的基本信息。

一、耿奶奶的基本情况

耿奶奶 1946 年 9 月 17 日出生，身高 160cm，体重 60kg，汉族，没有宗教信仰，身份证号码是××××××××××××××××××；读过小学；丧偶，现在和女儿居住；医保支付采用城乡居民医疗保险，目前主要的经济来源是个人储蓄；最近 30 天没有发生过走丢、噎食、自杀/伤的情况，发生过 1 次跌倒，没有谵妄和晕厥发生。

本次评估信息由耿奶奶自己和女儿提供，联系人是女儿丁××，电话×××××××××××。耿奶奶患高血压、糖尿病、白内障、高血脂等疾病 10 余年，日常服用硝苯地平，每天 3 次，1 次 1 片；二甲双胍，每天 3 次，1 次 1 片（提供最近一次的诊断证明）。

耿奶奶皮肤完好，没有压疮；身上没有伤口，没有各类管路、造口、呼吸机、透析等情况；关节活动度良好，对日常生活没有影响；平时有点腰腿痛，程度较轻；牙齿全部掉落，使用可摘除的义齿；没有吞咽困难，不噎食、不呛咳；营养状况良好；平时咳痰有力；意识清醒。

二、耿奶奶的功能情况

(一) 自理能力

1. 进食：耿奶奶可以自己准备食物，不使用辅具，自己吃饭，但子女很少让老人独自在家开火，一般都是提前把饭做好，耿奶奶吃的时候自己加热。耿奶奶吞咽良好，没有噎食，也不呛咳，不需要监护和指导。

2. 修饰：耿奶奶梳头、洗脸均可以独立完成。耿奶奶剪手指甲、脚指甲在佩戴老花镜后可以自己独立完成，但家中子女为了耿奶奶安全着想，一般都会在回家时帮耿奶奶修剪。

3. 洗澡：耿奶奶洗澡过程中一些难够到的地方，如擦洗后背需要照护者帮忙，其他部位耿奶奶可以自己洗。

4. 穿/脱上衣：耿奶奶可以穿脱上衣，可以扣扣子、拉拉链及反向动作，不需要监护和提醒。

5. 穿/脱裤子和鞋袜：耿奶奶可以自己穿脱裤子和鞋袜，可以扣扣子、系鞋带及反向动作，但因年龄大了，弯腰时会痛。不需要监护和提醒。

6. 小便控制：耿奶奶有排尿意识，没有尿失禁和尿潴留。

7. 大便控制：耿奶奶有排便意识，没有大便失禁和便秘，不使用辅具。

8. 如厕：耿奶奶可以独自上厕所，能自己解裤带、拉拉链、脱裤子，上厕所后能自己擦屁股、提裤子，不需要监护和指导。

（二）基础运动能力

9. 床上体位转移：耿奶奶可以自己翻身、坐起、躺下，没有坠床风险，不需要监护和指导。

10. 床椅转移：耿奶奶可以自行从床上坐起及独立坐稳，自行由床移至椅子上，没有摔倒风险，不需要辅具，也不需要监护和指导。

11. 平地行走：耿奶奶可以自己行走小于 50 米，不喜欢使用拐杖，但之前发生过一次跌倒，因此耿奶奶行走过程中会不时扶着墙壁或者桌边，需要照护者监护，没有摔倒风险。

12. 上下楼梯：耿奶奶上下楼梯需要借助扶手，不用拐杖，不用照护者帮忙，需要照护者监护，没有摔倒风险。

（三）精神状态

13. 时间定向：耿奶奶知道现在是 2022 年 8 月 11 日下午 2 点，时间观念清楚。

14. 空间定向：耿奶奶知道自己家住××区××路××小区 2 楼 202 号，知道小区内的路线，有时休息日会到小区里的居家点活动，但对小区周围街道路线遗忘，不清楚买菜路线。

15. 人物定向：耿奶奶认识自己的家人，能正确称呼家人、周围的人和陌生人，能分辨评估员年龄。

16. 记忆：3个词语经过5分钟后能记住3个，知道上一顿饭吃了什么，记得自己是1946年出生，记得自己的出生地和结婚的地方。

17. 理解能力：耿奶奶能够正常理解评估员的话，不需要增加时间，不需要评估员重复或简化口头表达，能正常沟通交流。

18. 表达能力：耿奶奶可以正常表达自己的想法，不需要增加时间，也不会频繁重复或简化口头表述。

19. 攻击行为（近一个月内是否出现）：无。

20. 抑郁症状（近一个月内是否出现）：无。

21. 意识水平：意识清醒。

（四）感知觉与社会参与

22. 视力：视力下降，佩戴眼镜后能看清标准字体和大字体，不佩戴眼镜只能看清物体。

23. 听力：听力下降，不佩戴助听器，需要讲话者贴近老人耳边并提高音量。

24. 执行日常事务（包括但不限于洗衣服、小金额购物、服药管理）：耿奶奶能够自己进行小金额购物、服药，用洗衣机洗衣服，不需要他人帮助。

25. 使用交通工具外出：耿奶奶需要家人陪同出门，可以搭乘公交车、出租车或私家车外出。没有摔倒、走失的风险。

26. 社会交往能力：耿奶奶能和陌生人接触，待人接物恰当。

（五）其他增项

27. 非步行移动：耿奶奶平时不坐电动车或者轮椅，如果要坐的话能够自己操作，但需要监护和指导，没有摔倒的风险。

28. 活动耐力：耿奶奶洗漱不费力，遛弯和做简单家务轻度费力，有时觉得累。

29. 服用药物：耿奶奶能自己服用药物，服药剂量、服药时间准确。

30. 强迫行为：耿奶奶没有出现反复洗手、关门、上厕所等强迫行为。

31. 财务管理：耿奶奶能自己管少量钱，300 元左右。

三、耿奶奶的评估结果

（一）基本信息部分

1.1 评估编号		□□□□□□□
1.2 评估基准日期		□□□□年□□月□□日
1.3 评估原因		首次评估
2.1 姓名		耿××
2.2 性别		女
2.3 出生日期		1946 年 9 月 17 日
2.4 身高		160cm
2.5 体重		60kg
2.6 民族		汉族
2.7 宗教信仰		无
2.8 身份证号		□□□□□□□□□□□□□□□□□□
2.9 文化程度		小学
2.10 居住情况		与子女居住
2.11 婚姻状况		丧偶
2.12 医疗费用支付方式		城乡居民医疗保险
2.13 经济来源		个人储蓄
2.14 近 30 天内照护风险事件	2.14.1 跌倒	发生过 1 次
	2.14.2 走失	无
	2.14.3 噎食	无
	2.14.4 自杀/伤	无
	2.14.5 其他	无
3.1 信息提供者的姓名		耿××，丁××
3.2 信息提供者与老年人关系		本人，女儿

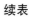

3.3 联系人姓名	丁××
3.4 联系人电话	×××××××××××
4.1 疾病诊断	高血压 I10-I15；糖尿病 E10-E14；白内障 H25-H26；其他（请补充）：高血脂
4.2 用药情况	硝苯地平，口服，1 片/次，3 次/天；二甲双胍，口服，1 片/次，3 次/天
5.1 压力性损伤	无
5.2 关节活动度受限	无，没有影响日常生活功能
5.3 伤口情况	无
5.4 特殊医疗照护情况	无
5.5 疼痛	轻度疼痛
5.6 牙齿缺失情况	全口牙缺失
5.7 义齿佩戴情况	可摘全/半口义齿
5.8 吞咽困难的情形和症状	无
5.9 营养不良	无
5.10 清理呼吸道无效	无
5.11 昏迷	无
5.12 谵妄	无
5.13 晕厥	无
5.14 其他（请补充）	无

（二）能力评估部分

序号	条目	评估得分	评分理由
1	进食	4	
2	修饰	4	
3	洗澡	2	少量帮助：难洗的地方需要帮忙
4	穿/脱上衣	4	
5	穿/脱裤子和鞋袜	4	

续表

序号	条目	评估得分	评分理由
6	小便控制	4	
7	大便控制	4	
8	如厕	4	
9	床上体位转移	4	
10	床椅移位	4	
11	平地行走	3	需要照护者监护
12	上下楼梯	2	需要扶着扶手、照护者监护
13	时间定向	4	
14	空间定向	4	
15	人物定向	4	
16	记忆	4	
17	理解能力	4	
18	表达能力	4	
19	攻击行为	1	
20	抑郁症状	1	
21	意识水平	2	
22	视力	2	
23	听力	1	需大声说话
24	执行日常事务	4	
25	使用交通工具外出	1	他人陪同可乘公交车
26	社会交往能力	4	
总分		83	
等级		轻度失能	

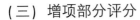

（三）增项部分评分

序号	条目	评估得分	评分理由
27	非步行移动	0	
28	活动耐力	1	遛弯和做简单家务轻度费力
29	服用药物	0	
30	强迫行为	0	
31	财务管理	2	自己管少量钱，300元左右

| 案例十一 |

评估场景： 2022 年 7 月 22 日，晴朗，室外 28℃。吴爷爷的老伴张奶奶带领我上 3 楼进行居家评估。吴爷爷半躺在床上，神情低迷，因为听力下降及患有中耳炎，沟通交流有些困难。这是吴爷爷接受服务前首次进行的老年人能力评估。评估员通过吴爷爷的老伴了解基本信息。

一、吴爷爷的基本情况

吴爷爷 1945 年 5 月 20 日出生，身高 183cm，体重 77kg，汉族，没有宗教信仰，身份证号码是×××××××××××××××××；大学毕业；现在和老伴一起住在家中，由老伴照料；医疗费用支付方式为城镇职工基本医疗保险，目前主要的经济来源是退休金和子女补贴及个人储蓄；最近 30 天没有发生过摔倒、走丢、噎食、自杀/伤的情况，也没有谵妄和晕厥发生。

信息提供者和联系人是张奶奶，张××，电话×××××××××××。吴爷爷患中耳炎 5 年，目前用诺氟沙星滴耳剂滴耳，每次 2 滴，每天 2 次（提供最近一次的诊断证明）。

吴爷爷全身皮肤完好，没有压疮；关节活动度良好，对日常生活没有影响；身上没有伤口；留置尿管；自诉左耳轻度疼痛，尚可忍受；牙齿完好，没有义齿；没有吞咽困难，吃东西不噎食，喝水不呛咳；营养良好；平时不咳嗽，没有痰；意识清醒。

二、吴爷爷的功能情况

（一）自理能力

1. 进食：张奶奶通常将饭准备好，放在饭桌的固定位置，吴爷爷自己用右手吃饭，不使用辅具，没有呛咳，吃完无饭菜留置口腔。不需要监护和指导。

2. 修饰：吴爷爷梳头、洗脸、刷牙、剃须、剪手指甲、剪脚指甲可以独立完成，不需要监护和指导。

3. 洗澡：吴爷爷可以独立洗澡，但洗澡过程中需要歇息，只能淋浴，不需要监护和指导。没有滑倒风险。

4. 穿/脱上衣：吴爷爷能独立穿脱套头及扣扣子、拉拉链的上衣，不需要监护和指导。

5. 穿/脱裤子和鞋袜：吴爷爷穿脱裤子、鞋袜、扣扣子、拉拉链和系鞋带可以独立完成，不需要监护和指导。

6. 小便控制：吴爷爷留置导尿管，使用留置尿袋，更换尿管需要前往医院，当尿袋满的时候自己会倒掉。

7. 大便控制：吴爷爷有便秘，一周便秘 1~2 次，通常 3 天解一次大便，需要别人帮忙用开塞露，自己能配合。没有大便失禁。

8. 如厕：吴爷爷去厕所解大便，通过导尿管解小便，上厕所时，吴爷爷可以独立解裤带、拉拉链、脱裤子，上厕所后能擦屁股、冲水，不需他人监护和指导。

（二）基础运动能力

9. 床上体位转移：吴爷爷可以自己翻身、坐起、躺下，不需要监护和指导，没有坠床风险。

10. 床椅转移：吴爷爷能独立从床上坐起、坐稳，并移动到椅子上，不需要监护和指导，没有跌倒风险。

11. 平地行走：吴爷爷可以独立行走 50 米以上，不需要监护和指导，不用辅具，没有摔倒风险。

12. 上下楼梯：吴爷爷可以扶着扶手自己上下楼，不用辅具，不用别人帮忙，没有摔倒风险。

（三）精神状态

13. 时间定向：吴爷爷知道现在是 2022 年 7 月 22 日下午 2 点，时间观念清楚。

14. 空间定向：吴爷爷知道自己住在哪个小区，知道自己住的楼层和房间号，但对小区及周围街道路线遗忘，不清楚买菜的地方，不记得子女的住所地址，需要张奶奶陪同外出。

15. 人物定向：吴爷爷认识自己的家人、邻居及他的主治医生，能正确称呼家人、老邻居，能分辨陌生人年龄。

16. 记忆：3个词语经过5分钟后能记住2个，知道上一顿饭吃了什么，记得自己之前是大型企业工程师，记得自己1945年出生，记得自己的出生地和结婚的地方。

17. 理解能力：吴爷爷能够正常理解评估员的话，不需要增加时间，不需要评估员重复或简化口头表达，能正常沟通交流。

18. 表达能力：吴爷爷能正常表达自己的想法，不需要增加时间，也不会频繁重复或简化口头表述。

19. 攻击行为（近一个月内是否出现）：无。

20. 抑郁症状（近一个月内是否出现）：无。

21. 意识水平：意识清醒。

（四）感知觉与社会参与

22. 视力：视力正常，不佩戴眼镜，能看清楚标准字体。

23. 听力：听力下降，不佩戴助听器，需要讲话者在耳边大声说话才能部分听见。

24. 执行日常事务（包括但不限于洗衣服、小金额购物、服药管理）：吴爷爷可以购物付款，经常忘记吃药时间，需要张奶奶定时定点提醒。吴爷爷无法洗衣服，完全由张奶奶使用洗衣机洗衣服。

25. 使用交通工具外出：吴爷爷需要在张奶奶的监护陪同下出门乘坐公交车、出租车或私家车等交通工具。没有摔倒、走失的风险。

26. 社会交往能力：吴爷爷能和陌生人接触，待人接物恰当。

（五）其他增项

27. 非步行移动：吴爷爷平时不坐电动车或者轮椅，如果要坐的话完全能够自己操作，不需要监护和指导，没有摔倒的风险。

28. 活动耐力：吴爷爷完成遛弯、洗漱和做简单家务不费力，不觉得累。

29. 服用药物：吴爷爷能自己服用药物，服药剂量、服药时间准确。

30. 强迫行为：吴爷爷没有出现反复洗手、关门、上厕所等强迫行为。

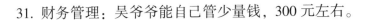

31. 财务管理：吴爷爷能自己管少量钱，300 元左右。

三、吴爷爷的评估结果

（一）基本信息部分

1.1 评估编号		□□□□□□□□
1.2 评估基准日期		□□□□年□□月□□日
1.3 评估原因		首次评估
2.1 姓名		吴××
2.2 性别		男
2.3 出生日期		1945 年 5 月 20 日
2.4 身高		183cm
2.5 体重		77kg
2.6 民族		汉族
2.7 宗教信仰		无
2.8 身份证号		□□□□□□□□□□□□□□□□□□
2.9 文化程度		大学
2.10 居住情况		与配偶居住
2.11 婚姻状况		已婚
2.12 医疗费用支付方式		城镇职工基本医疗保险
2.13 经济来源		退休金/养老金；子女补贴；个人储蓄
2.14 近 30 天内照护风险事件	2.14.1 跌倒	无
	2.14.2 走失	无
	2.14.3 噎食	无
	2.14.4 自杀/伤	无
	2.14.5 其他	无
3.1 信息提供者的姓名		张××
3.2 信息提供者与老年人关系		配偶

续表

3.3 联系人姓名	张××
3.4 联系人电话	×××××××××××
4.1 疾病诊断	其他：中耳炎
4.2 用药情况	诺氟沙星滴耳剂，滴耳，2 滴/次，2 次/天
5.1 压力性损伤	无
5.2 关节活动度	无，没有影响日常生活功能
5.3 伤口情况	无
5.4 特殊医疗照护情况	尿管
5.5 疼痛	轻度疼痛
5.6 牙齿缺失情况	无缺损
5.7 义齿佩戴情况	无义齿
5.8 吞咽困难的情形和症状	无
5.9 营养不良	无
5.10 清理呼吸道无效	无
5.11 昏迷	无
5.12 谵妄	无
5.13 晕厥	无
5.14 其他（请补充）	无

（二）能力评估部分

序号	条目	评估得分	评分理由
1	进食	4	
2	修饰	4	
3	洗澡	4	
4	穿/脱上衣	4	

续表

序号	条目	评估得分	评分理由
5	穿/脱裤子和鞋袜	4	
6	小便控制	0	留置导尿管
7	大便控制	1	便秘频率：每周>1 次，每天<1 次；需大量帮助，使用开塞露
8	如厕	4	
9	床上体位转移	4	
10	床椅移位	4	
11	平地行走	4	
12	上下楼梯	3	
13	时间定向	4	
14	空间定向	3	准确知道自己居住地点，但无法外出
15	人物定向	4	
16	记忆	4	3 个词记住 2 个
17	理解能力	4	
18	表达能力	4	
19	攻击行为	1	
20	抑郁症状	1	
21	意识水平	2	
22	视力	2	
23	听力	0	大声说话部分听见
24	执行日常事务	0	"洗衣服"最差，作为判断标准
25	使用交通工具外出	1	陪同下出门坐公交车
26	社会交往能力	4	
总分		74	
等级		轻度失能	

（三）增项部分评分

序号	条目	评估得分	评分理由
27	非步行移动	0	
28	活动耐力	0	
29	服用药物	0	
30	强迫行为	0	
31	财务管理	2	管少量钱，300元左右

| 案例十二 |

评估场景：2022 年 7 月 24 日，天气晴朗，室外 20℃。护理员小李带领我上楼对钱爷爷进行评估。钱爷爷半卧在床上看书。钱爷爷做过三次心脏搭桥手术，冬夏需长时间佩戴吸氧器。此次是养老机构内常规评估。评估员通过护理员了解老人的基本信息。

一、钱爷爷的基本情况

钱爷爷 1951 年 7 月 9 日出生，身高 170cm，体重 60kg，汉族，没有宗教信仰，身份证号码是×××××××××××××××××；读过大专；老伴在家居住，钱爷爷在养老机构居住；医疗费用支付方式为城镇职工基本医疗保险，目前主要的经济来源是退休金和个人储蓄；最近 30 天内没有发生过跌倒、走丢、噎食或自杀/伤，也没有谵妄和晕厥发生。

本次评估信息由护理员小李提供，联系人是钱爷爷的儿子钱××，电话×××××××××××。钱爷爷现患有脑梗死、高血压、白内障（已做过手术）、慢性阻塞性肺疾病。长期服用沙美特罗替卡松吸入粉雾剂，1 吸/次，2 次/日；美托洛尔，1 次 1 片，1 日 1 次（提供最近一次的诊断证明）。

钱爷爷身上部位皮肤完好，没有压疮；关节活动度良好，对日常生活没有影响；身上没有伤口，没有各类管路、造口、呼吸机、透析等情况；身上有点痛，程度较轻；牙齿完好，没有义齿；没有吞咽困难，不噎食、不呛咳；营养状况良好；平时无痰；意识清醒。

二、钱爷爷的功能情况

（一）自理能力

1. 进食：护理员通常将饭准备好，放在床上饭桌的固定位置，钱爷爷自己用左手吃饭，无呛咳，无噎食，无吞咽困难，无撒漏，不需要监护和指导。

2. 修饰：钱爷爷梳头、洗脸、剃须、剪手指甲、剪脚指甲可以独立完成，不需要监护和指导。

3. 洗澡：钱爷爷需要护理员陪同监护洗澡，中途需要休息 3~4 分钟，可独自洗脸、洗脚。

4. 穿/脱上衣：钱爷爷可以独立完成穿脱上衣，不需要监护和指导。

5. 穿/脱裤子和鞋袜：钱爷爷穿脱裤子、鞋袜可以独立完成，不需要监护和指导。

6. 小便控制：钱爷爷有排尿意识，没有尿失禁和尿潴留。

7. 大便控制：钱爷爷有便秘，一周便秘 1~2 次，通常 3 天解一次大便，不需要人工取便，需要护理员帮忙用开塞露，自己能配合。没有大便失禁。

8. 如厕：钱爷爷可以自己独自上厕所，能自己解裤带、拉拉链、脱裤子，上厕所后能自己擦屁股、提裤子、冲水，不需要监护和指导。

（二）基础运动能力

9. 床上体位转移：钱爷爷可以自己翻身、坐起、躺下，没有坠床风险，不用辅具，不需要监护和指导。

10. 床椅转移：钱爷爷能从床上自行坐起及独立坐稳，能独自从床上移动到椅子上。没有摔倒风险，不需要辅具，也不需要监护和指导。

11. 平地行走：钱爷爷能正常独立行走，一次可以行走超过 50 米，不用辅具，不用监护，没有摔倒风险。

12. 上下楼梯：钱爷爷能自己独立上下楼梯，不需要扶着扶手或墙壁，不用辅具，不用监护，没有摔倒的风险。

（三）精神状态

13. 时间定向：钱爷爷不知道现在的年月日，不知道季节，仅知道现在是上午，时间观念模糊。

14. 空间定向：钱爷爷不知道自己住在哪里，不知道自己居住的楼层和房间号，不知道回房间路线，容易迷路，仅能在房间内溜达，知道厕所的位置。

15. 人物定向：钱爷爷不认识家人和周围的人，常常会忘记照护人员姓名，尚能认识自己。

16. 记忆：3 个词语经过 5 分钟后能记住 0 个，不知道上一顿饭吃了什么，还记得自己之前的工作。

17. 理解能力：钱爷爷能够正常理解评估员的话，不需要增加时间，不需要评估员重复或简化口头表达，能正常沟通交流。

18. 表达能力：钱爷爷能正常表达自己的想法，不需要增加时间，也不会频繁重复或简化口头表述。

19. 攻击行为（近一个月内是否出现）：无。

20. 抑郁症状（近一个月内是否出现）：无。

21. 意识水平：意识清醒。

（四）感知觉与社会参与

22. 视力：钱爷爷视力正常，不戴眼镜，能看清楚标准字体。

23. 听力：钱爷爷听力严重下降，不佩戴助听器，需要讲话者在耳边大声说话才能部分听见。

24. 执行日常事务（包括但不限于洗衣服、小金额购物、服药管理）：钱爷爷完全依赖护理员进行洗衣服和小金额购物，钱爷爷能自己服药，但需要护理员提醒服药时间。

25. 使用交通工具外出：钱爷爷不能自己出门，不能搭乘公交车外出，只能在护理员协助下搭乘出租车或私家车外出。他人陪伴时没有摔倒、走失的风险。

26. 社会交往能力：钱爷爷无法和陌生人正常接触，待人接物不恰当，他人与其接触时只能勉强回应。

（五）其他增项

27. 非步行移动：钱爷爷平时不坐电动车或者轮椅，如果要坐的话完全能够自己操作，不需要监护和指导，没有摔倒的风险。

28. 活动耐力：钱爷爷完成遛弯、洗漱和做简单家务不费力，不觉得累。

29. 服用药物：钱爷爷无法自己服用药物，需要护理员把药物按时放在床前，看着才能服药。

30. 强迫行为：钱爷爷没有出现反复洗手、关门、上厕所等强迫行为。

31. 财务管理：钱爷爷不能独立管钱，基本不接触金钱。

三、钱爷爷的评估结果

（一）基本信息部分

1.1 评估编号		□□□□□□□□
1.2 评估基准日期		□□□□年□□月□□日
1.3 评估原因		常规评估
2.1 姓名		钱××
2.2 性别		男
2.3 出生日期		1951 年 7 月 9 日
2.4 身高		170cm
2.5 体重		60kg
2.6 民族		汉族
2.7 宗教信仰		无
2.8 身份证号		□□□□□□□□□□□□□□□□□□
2.9 文化程度		大学专科
2.10 居住情况		与非亲属关系的人居住；养老机构
2.11 婚姻状况		已婚
2.12 医疗费用支付方式		城镇职工基本医疗保险
2.13 经济来源		退休金/养老金；个人储蓄
2.14 近 30 天内照护风险事件	2.14.1 跌倒	无
	2.14.2 走失	无
	2.14.3 噎食	无
	2.14.4 自杀/伤	无
	2.14.5 其他	无
3.1 信息提供者的姓名		李××
3.2 信息提供者与老年人关系		雇佣照护者
3.3 联系人姓名		钱××
3.4 联系人电话		××××××××××

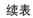

续表

4.1 疾病诊断	高血压病 I10-I15；慢性阻塞性肺疾病 J44；脑梗死 I63；白内障 H25-H26
4.2 用药情况	沙美特罗替卡松吸入粉雾剂，1 吸/次，2 次/日；美托洛尔，1 片/次，1 次/日
5.1 压力性损伤	无
5.2 关节活动度受限	无，没有影响日常生活功能
5.3 伤口情况	无
5.4 特殊医疗照护情况	无
5.5 疼痛	轻度疼痛
5.6 牙齿缺失情况	无缺损
5.7 义齿佩戴情况	无义齿
5.8 吞咽困难的情形和症状	无
5.9 营养不良	无
5.10 清理呼吸道无效	无
5.11 昏迷	无
5.12 晕厥	无
5.13 谵妄	无
5.14 其他（请补充）	无

（二）能力评估部分

序号	条目	评估得分	评分理由
1	进食	4	
2	修饰	4	
3	洗澡	3	需监护洗澡
4	穿/脱上衣	4	

序号	条目	评估得分	评分理由
5	穿/脱裤子和鞋袜	4	
6	小便控制	4	
7	大便控制	1	需护理员帮忙用开塞露
8	如厕	4	
9	床上体位转移	4	
10	床椅移位	4	
11	平地行走	4	
12	上下楼梯	3	
13	时间定向	1	分不清年月日，能分清上下午
14	空间定向	0	不知道住在哪里
15	人物定向	1	仅能记住自己
16	记忆	2	有一定远期记忆，近期记忆丧失
17	理解能力	4	
18	表达能力	4	
19	攻击行为	1	
20	抑郁症状	1	
21	意识水平	2	
22	视力	2	
23	听力	0	大声说话才能部分听见
24	执行日常事务	0	完全依赖护理员
25	使用交通工具外出	0	只能在护理员协助下搭乘出租车或私家车外出
26	社会交往能力	1	他人接触时勉强回应
	总分	62	
	等级	中度失能	

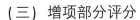

（三）增项部分评分

序号	条目	评估得分	评分理由
27	非步行移动	0	
28	活动耐力	0	
29	服用药物	3	需护理员放置好，看着才能服用
30	强迫行为	0	
31	财务管理	5	不能管理金钱

案例十三

评估场景：李爷爷家里非常贫困，环境比较凌乱，像是好长时间无人打扫，有较多杂物，因老人行动不便，有较大的安全隐患。屋内光线昏暗，有异味。此次是首次前往李爷爷家进行上门评估。评估员通过李爷爷家人了解老人的基本信息。

一、李爷爷的基本情况

李爷爷 1948 年 3 月 17 日出生，身高 170cm，体重 50kg，汉族，没有宗教信仰，身份证号码是×××××××××××××××××；初中文凭；老伴已经不在了，与子女居住；医疗费用支付方式为城镇职工基本医疗保险，目前主要的经济来源是退休金和个人储蓄；最近 30 天内没有发生过走丢、噎食或自杀/伤，发生了 1 次跌倒，发生了 1 次晕厥，没有发生谵妄。

信息提供者和联系人是李爷爷儿子，联系人李××，电话×××××××××××。李爷爷现患有高血压、冠心病、糖尿病，5 年前发生脑血管意外导致左侧肢体偏瘫。长期服用卡托普利，1 日 2 次，1 次 1 片；阿卡波糖，1 日 3 次，1 次 1 片（提供最近一次的诊断证明）。

李爷爷身上没有压疮；因为偏瘫左侧肢体全部关节活动度下降，影响生活和活动；身上有一处上次跌倒后的擦伤，没有各类管路、造口、呼吸机、透析等情况；身上有点痛，程度较轻；全牙缺失，戴可摘全口义齿；没有吞咽困难，不噎食、不呛咳；营养状况良好；平时无痰；嗜睡状态。

二、李爷爷的功能情况

（一）自理能力

1. 进食：照护者通常将饭准备好，放在床上饭桌的固定位置，李爷爷自己用右手吃饭，但经常把饭撒到衣服上，需要照护者提醒擦嘴，偶尔有呛咳，没有噎食，没有吞咽困难。

2. 修饰：李爷爷梳头可以在照护者督促下完成，需要监护和指导；洗脸、剃须、剪指甲需要大量帮助，需要照护者双手帮忙，李爷爷可以稍微配合。

3. 洗澡：李爷爷完全需要照护者帮忙洗澡，自己无法洗脸、洗脚，照护者帮忙洗澡时能稍作配合。

4. 穿/脱上衣：李爷爷需要照护者帮忙穿脱上衣，不能扣扣子和拉拉链，自己能伸胳膊配合。

5. 穿/脱裤子和鞋袜：李爷爷穿脱裤子和鞋袜需要帮忙，不能扣扣子、拉拉链和系鞋带，当照护者帮忙穿裤子和鞋袜时，李爷爷能伸腿配合。

6. 小便控制：李爷爷有膀胱松弛，偶尔晚上会有尿失禁的现象，大约每月2次，平时不用尿垫或纸尿裤。

7. 大便控制：李爷爷大便正常，没有大便失禁或便秘。

8. 如厕：李爷爷需要照护者帮忙移到坐便器上才能上厕所，需要照护者帮忙解裤带、拉拉链、脱裤子，上厕所后能擦屁股，需要照护者帮忙提裤子，可以稍微配合。

（二）基础运动能力

9. 床上体位转移：李爷爷可以在照护者协助下翻身，有坠床风险，需要监护，坐起、躺下需要照护者单手稍微扶持。

10. 床椅转移：李爷爷能从床上自行坐起及独立坐稳，从床上移动到椅子上需要照护者双手扶住，李爷爷抱着照护者的脖子，由照护者控制重心，李爷爷的右侧肢体可以稍微配合。李爷爷坐轮椅能自己使用刹车和移动脚踏板。在他人帮助下没有摔倒风险，不用辅具。

11. 平地行走：李爷爷即使使用辅具也无法平地行走，需要2个人搀扶才能走路，能稍稍配合，在2个人搀扶的情况下没有摔倒风险。

12. 上下楼梯：李爷爷无法上下楼梯，需要照护者背上楼，能稍稍配合。

（三）精神状态

13. 时间定向：李爷爷知道现在是2022年7月1日下午2点，时间观念清楚。

14. 空间定向：李爷爷知道自己住在哪个小区，知道自己住的楼层和房间号，但无法出小区，不清楚去哪里买菜，不知道回小区路线，出小区容易迷路，仅能在小区内行动。

15. 人物定向：李爷爷认识自己的家人，能正确称呼家人、周围的人和陌生人，也能分辨陌生人年龄。

16. 记忆：3个词语经过3分钟后能记住2个，知道上一顿饭吃了什么，记得自己之前的工作，记得自己是1948年出生，记得自己的出生地和结婚地，现在已经退休20年，记得老朋友和往事。

17. 理解能力：李爷爷能够正常理解评估员的话，不需要增加时间，不需要评估员重复或简化口头表达，能正常沟通交流。

18. 表达能力：李爷爷能正常表达自己的想法，不需要增加时间，也不会频繁重复或简化口头表述。

19. 攻击行为（近一个月内是否出现）：无。

20. 抑郁症状（近一个月内是否出现）：无。

21. 意识水平：嗜睡。

（四）感知觉与社会参与

22. 视力：李爷爷视力较差，不戴眼镜，看不清大字体，视物模糊，能分辨物体。

23. 听力：听力严重下降，不佩戴助听器，需要讲话者在耳边大声说话才能部分听见。

24. 执行日常事务（包括但不限于洗衣服、小金额购物、服药管理）：李爷爷无法进行洗衣服和小金额购物，需要照护者帮忙洗衣服、购买东西，把药准备好以后李爷爷能自己服药。

25. 使用交通工具外出：李爷爷从未单独外出较远的地方，不能搭乘公交车外出，只能在照护者协助下搭乘出租车或私家车外出。

26. 社会交往能力：李爷爷无法和陌生人正常接触，言语表情不恰当，他人接触时可勉强回应，容易上当受骗。

（五）其他增项

27. 非步行移动：李爷爷坐轮椅，需要照护者推着才能使用轮椅，有一定摔倒的风险，李爷爷能配合。

28. 活动耐力：李爷爷无法完成遛弯、洗漱和做简单家务。

29. 服用药物：李爷爷需要照护者将药物准备好了以后才能服用。

30. 强迫行为：李爷爷没有出现反复洗手、关门、上厕所等强迫行为。

31. 财务管理：李爷爷基本不接触钱，钱全部由家人管理。

三、李爷爷的评估结果

（一）基本信息部分

1.1 评估编号	□□□□□□□
1.2 评估基准日期	□□□□年□□月□□日
1.3 评估原因	首次评估
2.1 姓名	李××
2.2 性别	男
2.3 出生日期	1948 年 3 月 17 日
2.4 身高	170cm
2.5 体重	50kg
2.6 民族	汉族
2.7 宗教信仰	无
2.8 身份证号	□□□□□□□□□□□□□□□□□□
2.9 文化程度	初中
2.10 居住情况	与子女居住
2.11 婚姻状况	丧偶
2.12 医疗费用支付方式	城镇职工基本医疗保险
2.13 经济来源	退休金/养老金；个人储蓄
2.14 近 30 天内照护风险事件	2.14.1 跌倒	发生过 1 次
	2.14.2 走失	无
	2.14.3 噎食	无
	2.14.4 自杀/伤	无
	2.14.5 其他	无

3.1 信息提供者的姓名	李×× ，
3.2 信息提供者与老年人关系	儿子
3.3 联系人姓名	李××
3.4 联系人电话	××××××××××
4.1 疾病诊断	高血压病 I10-I15；冠心病 I25；糖尿病 E10-E14；其他：偏瘫
4.2 用药情况	卡托普利，2 次/日，1 片/次；阿卡波糖，3 次/日，1 片/次
5.1 压力性损伤	无
5.2 关节活动度受限	是，影响日常生活功能，部位：左侧肢体全部关节
5.3 伤口情况	擦伤
5.4 特殊医疗照护情况	无
5.5 疼痛	轻度疼痛
5.6 牙齿缺失情况	全口牙缺失
5.7 义齿佩戴情况	可摘全/半口义齿
5.8 吞咽困难的情形和症状	无
5.9 营养不良	无
5.10 清理呼吸道无效	无
5.11 昏迷	无
5.12 晕厥	有
5.13 谵妄	无
5.14 其他（请补充）	无

（二）能力评估部分

序号	条目	评估得分	评分理由
1	进食	2	偶尔呛咳
2	修饰	1	以较重项目为依据
3	洗澡	1	需大量帮助，能配合

续表

序号	条目	评估得分	评分理由
4	穿/脱上衣	1	需大量帮助，能配合
5	穿/脱裤子和鞋袜	1	需大量帮助，能配合
6	小便控制	3	夜间出现尿失禁，尿失禁频率：2 次/月
7	大便控制	4	
8	如厕	1	需大量帮助，能配合
9	床上体位转移	2	需少量帮助（单人单手）
10	床椅移位	1	需大量帮助（双手）
11	平地行走	1	需大量帮助（双人）
12	上下楼梯	0	背上楼
13	时间定向	4	
14	空间定向	4	能在小区内行动
15	人物定向	4	
16	记忆	4	
17	理解能力	4	
18	表达能力	4	
19	攻击行为	1	
20	抑郁症状	1	
21	意识水平	1	嗜睡
22	视力	1	能辨认物体
23	听力	0	大声说话部分听见
24	执行日常事务	0	无法完成
25	使用交通工具外出	0	需协助搭乘出租车或私家车外出
26	社会交往能力	1	他人接触时可勉强回应
总分		47	
等级		中度失能	

（三）增项部分评分

序号	条目	评估得分	评分理由
27	非步行移动	3	需要照护者推轮椅，能配合
28	活动耐力	4	不能完成简单家务
29	服用药物	2	需提前准备好药物
30	强迫行为	0	
31	财务管理	5	不接触金钱

|案例十四|

评估场景：这是一个炎热的下午，我们来到某干休所对史爷爷进行评估工作。史爷爷倚靠在椅子上，右侧肢体瘫痪，携带膀胱造瘘管，虽然意识清醒，但因为听力下降，需要在耳边大声说话才能沟通。这是史爷爷接受服务前首次进行的老年人能力评估。评估员通过史爷爷的女儿了解基本信息。

一、史爷爷的基本情况

史爷爷 1948 年 5 月 18 日出生，身高 160cm，体重 57kg，汉族，没有宗教信仰，身份证号码是×××××××××××××××××；上过小学；现在和老伴一起住在干休所，子女平时不在身边，有一名陪护负责照顾；医疗费用支付方式为公费医疗，目前主要的经济来源是养老金，子女也会补贴一部分；最近没有发生过摔倒、走丢的情况，也没有噎食、自伤，没有发生过谵妄和晕厥。

信息提供者和联系人是史爷爷的女儿史××，电话×××××××××××。疾病诊断和用药情况：30 多年前因为膀胱癌做了回肠膀胱术，现在带着一个膀胱造瘘，然后因为脑梗死后遗症右侧偏瘫有 30 年了，也没有长期吃的药（家属提供了最近一次诊断证明）。

史爷爷身上带有一个膀胱造瘘，其他部位皮肤完好，没有压红或者破溃；右侧偏瘫，上下肢的关节活动度受限，对日常生活影响比较大，左侧基本正常；身上没有哪里觉得疼；牙齿完好，没有义齿；没有吞咽困难，吃东西喝水也不呛；没有痰；意识清醒。

二、史爷爷的功能情况

（一）自理能力

1. 进食：陪护通常将饭准备好，放在床上饭桌的固定位置，史爷爷自己用左手吃饭，但经常撒饭到衣服上，需要陪护提醒擦嘴，没有呛咳和噎食，没有吞咽困难。

2. 修饰：史爷爷梳头可以独立完成，不需要监护和指导，洗脸、剃须、刷牙、剪指甲需要陪护双手帮忙，史爷爷可以稍微配合。

3. 洗澡：史爷爷需要陪护帮忙洗澡，自己无法洗脸、洗脚，能稍作配合。

4. 穿/脱上衣：史爷爷需要陪护帮忙穿脱上衣，不能扣扣子和拉拉链，能伸胳膊配合。

5. 穿/脱裤子和鞋袜：史爷爷穿脱裤子和鞋袜需要陪护帮忙，不能扣扣子、拉拉链和系鞋带，当陪护帮忙穿裤子和鞋袜时，史爷爷能伸腿配合。

6. 小便控制：史爷爷有膀胱造口，没有排尿意识，造口需要陪护帮忙管理，当造瘘袋满的时候陪护会倒掉。

7. 大便控制：史爷爷有便秘，一周便秘 2~3 次，通常 3 天解一次大便，不需要人工取便，不用尿垫，但需要陪护帮忙用开塞露，自己能配合。没有大便失禁。

8. 如厕：史爷爷需要陪护帮忙移到坐便器上才能上厕所，需要陪护帮忙解裤带、拉拉链、脱裤子，上厕所后能擦屁股，需要陪护帮忙提裤子，史爷爷可以稍微配合。

（二）基础运动能力

9. 床上体位转移：史爷爷可以自己翻身，坐起、躺下能独立完成，完成的速度比较慢，有坠床风险，需陪护监护。

10. 床椅转移：史爷爷能从床上自行坐起及独立坐稳，从床上移动到椅子上需要陪护双手扶住，史爷爷抱着陪护的脖子由陪护控制重心，左侧肢体可以稍微配合。史爷爷坐轮椅能自己使用刹车和移动脚踏板，不用辅具，他人帮助时没有摔倒风险。

11. 平地行走：史爷爷无法平地行走，需要 2 个陪护搀扶才能走路，能配合，在他人搀扶下没有摔倒风险。平时也用轮椅，主要由陪护推动前行。

12. 上下楼梯：史爷爷无法上下楼梯，需要陪护背上楼，他人背时没有摔倒风险，不使用辅具。

（三）精神状态

13. 时间定向：史爷爷知道现在是 2023 年 3 月 14 日下午 2 点，时间观念清楚。

14. 空间定向：史爷爷知道自己住在哪个干休所，知道自己住的楼层房间号，但无法出干休所，不知道回干休所路线，出干休所容易迷路，仅能在干休所内行动。

15. 人物定向：史爷爷认识自己的家人，认识照顾他的陪护小李和干休所的其他员工，能正确称呼家人、周围人和陌生人，也能分辨陌生人年龄。

16. 记忆：3个词语经过5分钟后能记住3个，知道上一顿饭吃了什么，记得自己之前在部队工作，记得自己是1948年出生，记得自己的出生地和结婚地，现在已经退休20年，记得老朋友和往事。

17. 理解能力：史爷爷能够正常理解评估员的话，不需要增加时间，不需要评估员重复或简化口头表达，能正常沟通交流。

18. 表达能力：史爷爷能正常表达自己的想法，不需要增加时间，也不会频繁重复或简化口头表述。

19. 攻击行为（近一个月内是否出现）：无。

20. 抑郁症状（近一个月内是否出现）：无。

21. 意识水平：意识清醒。

（四）感知觉与社会参与

22. 视力：视力正常，不戴眼镜，能看清楚标准字体。

23. 听力：听力严重下降，不佩戴助听器，需要讲话者在耳边大声说话才能部分听见。

24. 执行日常事务（包括但不限于洗衣服、小金额购物、服药管理）：史爷爷无法完成洗衣服、小金额购物，完全依赖陪护，服药管理尚可自己完成。

25. 使用交通工具外出：史爷爷不能搭乘公交车，在2个人搀扶下能乘坐私家车外出，外出完全依赖家属照顾。家属陪伴时基本没有摔倒、走失的风险。

26. 社会交往能力：史爷爷可以和陌生人接触，但为被动接触，不主动待人，谈吐清楚，表情恰当，不太容易上当受骗。

（五）其他增项

27. 非步行移动：史爷爷可以使用轮椅，但需要陪护帮忙，偶尔需要陪护推行。

28. 活动耐力：史爷爷无法独立完成遛弯、洗漱和做简单家务，全部由陪护代劳。

29. 服用药物：史爷爷可以自己准备药物及吃药。

30. 强迫行为：史爷爷没有出现反复洗手、关门、上厕所等强迫行为。

31. 财务管理：史爷爷基本不接触钱，钱全部由家人管理。

三、史爷爷评估结果

（一）基本信息部分

1.1 评估编号	□□□□□□□
1.2 评估基准日期	□□□□年□□月□□日
1.3 评估原因	首次评估
2.1 姓名	史××
2.2 性别	男
2.3 出生日期	1948 年 5 月 18 日
2.4 身高	160cm
2.5 体重	57kg
2.6 民族	汉族
2.7 宗教信仰	无
2.8 身份证号	□□□□□□□□□□□□□□□□□□
2.9 文化程度	小学
2.10 居住情况	与配偶/伴侣居住；与非亲属关系的人居住
2.11 婚姻状况	已婚
2.12 医疗费用支付方式	公费医疗
2.13 经济来源	退休金/养老金；子女补贴

	2.14.1 跌倒	无
2.14 近 30 天内照护风险事件	2.14.2 走失	无
	2.14.3 噎食	无
	2.14.4 自杀/伤	无
	2.14.5 其他	无
3.1 信息提供者的姓名		史××
3.2 信息提供者与老年人关系		子女
3.3 联系人姓名		史××
3.4 联系人电话		××××××××××
4.1 疾病诊断		脑梗死 I63；肿瘤 C00-D48； 其他：偏瘫
4.2 用药情况		无
5.1 压力性损伤		无
5.2 关节活动度		是，影响日常生活功能，部位：右侧上下肢
5.3 伤口情况		无
5.4 特殊医疗照护情况		胃/肠/膀胱造瘘
5.5 疼痛		无疼痛
5.6 牙齿缺失情况		无缺损
5.7 义齿佩戴情况		无义齿
5.8 吞咽困难的情形和症状		无
5.9 营养不良		无
5.10 清理呼吸道无效		无
5.11 昏迷		无
5.12 晕厥		无
5.13 谵妄		无
5.14 其他（请补充）		无

（二）能力评估部分

序号	条目	评估得分	评分理由
1	进食	3	仅需要提醒擦嘴
2	修饰	1	以失能程度较重的条目为准，洗脸、剃须、刷牙、剪手指甲、剪脚指甲需要陪护双手帮忙，自己可以配合
3	洗澡	1	需要陪护帮忙洗澡，能稍作配合
4	穿/脱上衣	1	需陪护帮忙，能伸胳膊配合
5	穿/脱裤子和鞋袜	1	需陪护帮忙，能伸腿配合
6	小便控制	0	有造口，无排便意识，属于完全障碍
7	大便控制	1	一周便秘2~3次，需要陪护帮忙用开塞露，能配合
8	如厕	1	绝大多数步骤需陪护帮忙
9	床上体位转移	3	有坠床风险，需要陪护监护
10	床椅移位	1	主要由陪护帮助，自己能配合
11	平地行走	1	需要2个陪护搀扶
12	上下楼梯	0	需要陪护背上楼
13	时间定向	4	
14	空间定向	4	
15	人物定向	4	
16	记忆	4	
17	理解能力	4	
18	表达能力	4	
19	攻击行为	1	
20	抑郁症状	1	
21	意识水平	2	
22	视力	2	

续表

序号	条目	评估得分	评分理由
23	听力	0	听力下降，需大声说话才能部分听见
24	执行日常事务	0	参照能力最差的项目：不能洗衣服、小金额购物
25	使用交通工具外出	0	外出完全依赖家属
26	社会交往能力	2	可被动接触
总分		46	
等级		中度失能	

（三）增项部分评分

序号	条目	评估得分	评分理由
27	非步行移动	3	需要陪护协助推轮椅
28	活动耐力	4	不能完成简单家务
29	服用药物	0	
30	强迫行为	0	
31	财务管理	5	不接触金钱

| 案例十五 |

评估场景： 评估员见到蒋奶奶时，她正躺在床上装睡，童年时期战争的阴影影响她的一生，她总是害怕有人要来打她，为此会拿尿不湿套在头上当作头盔，有时会不停地骂人来宣称自己的正义，更激烈的时候会打滚、躺在床底不出来，打前来看望的女儿，有时会在大厅找姐姐。此次是养老机构常规评估。评估员通过养老机构档案了解老人的基本信息。

一、蒋奶奶的基本情况

蒋奶奶 1935 年 10 月 28 日出生，身高 156cm，体重 55kg，汉族，没有宗教信仰，身份证号码是××××××××××××××××××；文盲；丧偶，在养老机构由一名护理员负责照顾；医疗费用支付方式为城乡居民医疗保险，目前主要的经济来源是子女补贴；最近 30 天内没有发生过摔倒、走丢、噎食或自杀/伤，也没有谵妄和晕厥发生。

本次评估信息来自养老机构档案，联系人是蒋奶奶的女儿蒋××，电话×××××××××××。蒋奶奶有糖尿病，吃二甲双胍，每天 3 次，1 次 1 片（提供最近一次的诊断证明）。

蒋奶奶身上部位皮肤完好，没有压红或者破溃；没有管路；关节活动度良好，对日常生活没有影响；蒋奶奶身上没有哪里觉得疼；牙齿完好，没有义齿；没有吞咽困难，吃东西喝水也不呛；没有痰；意识清醒。

二、蒋奶奶的功能情况

（一）自理能力

1. 进食：蒋奶奶可以自己吃饭，不需要使用辅具，不需要护理员帮忙，不过很挑食，只吃自己喜欢的，没有发生呛咳、噎食的情况，不用监护和指导。

2. 修饰：蒋奶奶在不发病时可以自己刷牙、洗脸、梳头，剪手指甲和脚指甲时，需要护理员双手帮助，她可以动手指配合。

3. 洗澡：不发病时，护理员准备好所有物品，在护理员监护下可以自己完成淋湿、擦沐浴露、冲洗等动作，在地面有水的情况下有跌倒风险，需要护理员看护。

4. 穿/脱上衣：蒋奶奶可以自己穿脱上衣，可以自己系扣子、拉拉链，但是服装搭配不配套，需要护理员提醒。

5. 穿/脱裤子和鞋袜：蒋奶奶可以自己穿脱裤子和鞋袜，可以自己拉拉链、扣扣子，不需要护理员帮忙或提醒。

6. 小便控制：蒋奶奶小便次数、排尿控制正常。

7. 大便控制：蒋奶奶通常每天大便一次，没有便秘，大概一周左右会拉到身上一次，需要护理员帮助冲洗，蒋奶奶能配合，不用尿垫或纸尿裤。

8. 如厕：蒋奶奶可以自己上厕所，能自己解裤带、拉拉链、脱裤子，上厕所后能自己擦屁股、提裤子，不需要监护和指导。

（二）基础运动能力

9. 床上体位转移：蒋奶奶可以自己翻身、坐起、躺下，但有坠床风险，需要监护。

10. 床椅转移：蒋奶奶可以自行从床上坐起及独立坐稳，自行由床移至椅子或轮椅，自己使用刹车和移动脚踏板，没有摔倒风险，不需要辅具，也不需要监护。

11. 平地行走：蒋奶奶可以行走50米甚至更远，没有摔倒风险，不需要辅具，也不需要监护。

12. 上下楼梯：蒋奶奶需在看护状态下上下楼梯，下楼梯时需要手扶栏杆。

（三）精神状态

13. 时间定向：蒋奶奶只知道现在是上午，但是不知道现在是哪年哪月哪日，也不知道现在是上半年还是下半年。

14. 空间定向：蒋奶奶不知道自己的家住在哪里，也不知道机构的名字，不能单独出养老机构，下楼遛弯回来可以准确找到居住的楼层、房间和床位。

15. 人物定向：蒋奶奶仅认识照顾自己的护理员，知道自己有一个女儿，但总是认错，对机构的其他工作人员不搭理。

16. 记忆：3 个词语经过 5 分钟后无法回忆，不记得上一顿饭吃的什么，不记得老朋友，知道自己之前的工作和出生年份，但是不记得退休年份，婚姻问题是禁忌不能提，记得出生地。

17. 理解能力：能够正常理解评估员的话，不需要增加时间，不需要他人重复或简化口头表达，但是不愿与人沟通。

18. 表达能力：蒋奶奶表达力下降，多数时间在胡言乱语，需要通过护理员帮助才能和他人沟通。

19. 攻击行为（近一个月内是否出现）：有。

20. 抑郁症状（近一个月内是否出现）：无。

21. 意识水平：意识清醒。

（四）感知觉与社会参与

22. 视力：视力有所下降，但不影响生活，不佩戴眼镜，报纸上的小字不能看清，但是小标题大小的字可以。

23. 听力：正常，不戴助听器，轻声说话或说话距离超过 2 米蒋奶奶也能听清。

24. 执行日常事务（包括但不限于洗衣服、小金额购物、服药管理）：蒋奶奶无法完成洗衣服、小金额购物、服药管理，完全依赖护理员进行日常事务。

25. 使用交通工具外出：蒋奶奶不能自己搭乘公交车或私家车外出，外出完全依赖护理员陪伴。

26. 社会交往能力：蒋奶奶不能和他人接触。

（五）其他增项

27. 非步行移动：蒋奶奶行动良好，平时不坐电动车或者轮椅。

28. 活动耐力：蒋奶奶可以完成遛弯、洗漱和做简单家务，有一点费力，觉得有点累。

29. 服用药物：蒋奶奶无法自己服用药物，需要护理员将药物准备好以后看着才能服用。

30. 强迫行为：蒋奶奶有反复上厕所的强迫行为，每月大约 1 次。

31. 财务管理：蒋奶奶不能管理金钱。

三、蒋奶奶的评估结果

（一）基本信息部分

1.1 评估编号		□□□□□□□□□
1.2 评估基准日期		□□□□年□□月□□日
1.3 评估原因		常规评估
2.1 姓名		蒋××
2.2 性别		女
2.3 出生日期		1935 年 10 月 28 日
2.4 身高		156cm
2.5 体重		55kg
2.6 民族		汉族
2.7 宗教信仰		无
2.8 身份证号		□□□□□□□□□□□□□□□□□□
2.9 文化程度		文盲
2.10 居住情况		与非亲属关系的人居住；养老机构
2.11 婚姻状况		丧偶
2.12 医疗费用支付方式		城乡居民医疗保险
2.13 经济来源		子女补贴
2.14 近 30 天内照护风险事件	2.14.1 跌倒	无
	2.14.2 走失	无
	2.14.3 噎食	无
	2.14.4 自杀/伤	无
	2.14.5 其他	无
3.1 信息提供者的姓名		养老机构档案
3.2 信息提供者与老年人关系		雇佣关系照护者

续表

3.3 联系人姓名	蒋××
3.4 联系人电话	××××××××××
4.1 疾病诊断	糖尿病 E10-E14
4.2 用药情况	二甲双胍，口服，1片，3次/天
5.1 压力性损伤	无
5.2 关节活动度受限	无，没有影响日常生活功能
5.3 伤口情况	无
5.4 特殊医疗照护情况	无
5.5 疼痛	无疼痛
5.6 牙齿缺失情况	无缺损
5.7 义齿佩戴情况	无义齿
5.8 吞咽困难的情形和症状	无
5.9 营养不良	无
5.10 清理呼吸道无效	无
5.11 昏迷	无
5.12 晕厥	无
5.13 谵妄	无
5.14 其他（请补充）	无

（二）能力评估部分

序号	条目	评估得分	评分理由
1	进食	4	
2	修饰	1	剪指甲需要帮忙，可以配合
3	洗澡	3	有跌倒风险，需监护
4	穿/脱上衣	3	需要他人监护
5	穿/脱裤子和鞋袜	4	
6	小便控制	4	

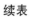

续表

序号	条目	评估得分	评分理由
7	大便控制	2	存在大便失禁，频率 1 次/周
8	如厕	4	
9	床上体位转移	3	有坠床风险，需监护
10	床椅移位	4	
11	平地行走	4	
12	上下楼梯	2	下楼梯的时候需要扶栏杆
13	时间定向	1	分不清年月日，仅能分辨上下午
14	空间定向	1	不知道居住地信息，但能找到自己的房间
15	人物定向	1	仅认识自己女儿和护理人员，不能分辨女儿
16	记忆	1	短期记忆丧失，远期记忆保留少部分
17	理解能力	4	
18	表达能力	1	需要护理员帮助才能沟通
19	攻击行为	0	有
20	抑郁症状	1	
21	意识水平	2	
22	视力	2	
23	听力	2	
24	执行日常事务	0	完全丧失能力
25	使用交通工具外出	0	完全丧失能力
26	社会交往能力	0	完全丧失能力
总分		54	
等级		中度失能	

(三) 增项部分评分

序号	条目	评估得分	评分理由
27	非步行移动	0	
28	活动耐力	1	轻度费力
29	服用药物	3	需护理员准备好药物并看着服下
30	强迫行为	1	有强迫行为，每月 1~2 次
31	财务管理	5	不接触金钱

图书在版编目（CIP）数据

《老年人能力评估规范》标准解读和评估指南 / 民政部社会福利中心编 . -- 北京 ：中国社会出版社，2023.10 （2024.10 重印）

ISBN 978-7-5087-6944-8

Ⅰ.①老… Ⅱ.①民… Ⅲ.①老年人－健康状况－评估－指南 Ⅳ.① R161.7-62

中国国家版本馆 CIP 数据核字（2023）第 179337 号

《老年人能力评估规范》标准解读和评估指南

出 版 人：程 伟
终 审 人：李新涛
策划编辑：孙武斌
责任编辑：朱永玲 杨春岩
装帧设计：时 捷
出版发行：中国社会出版社
　　　　　（北京市西城区二龙路甲 33 号 邮编 100032）
印刷装订：中国电影出版社印刷厂
版 　 次：2023 年 10 月第 1 版
印 　 次：2024 年 10 月第 3 次印刷
开 　 本：185mm×260mm 1/16
字 　 数：252 千字
印 　 张：16.75
定 　 价：60.00 元